I 5 SÌ

Ogni salita è una discesa

RAFFAELE GRIMALDI

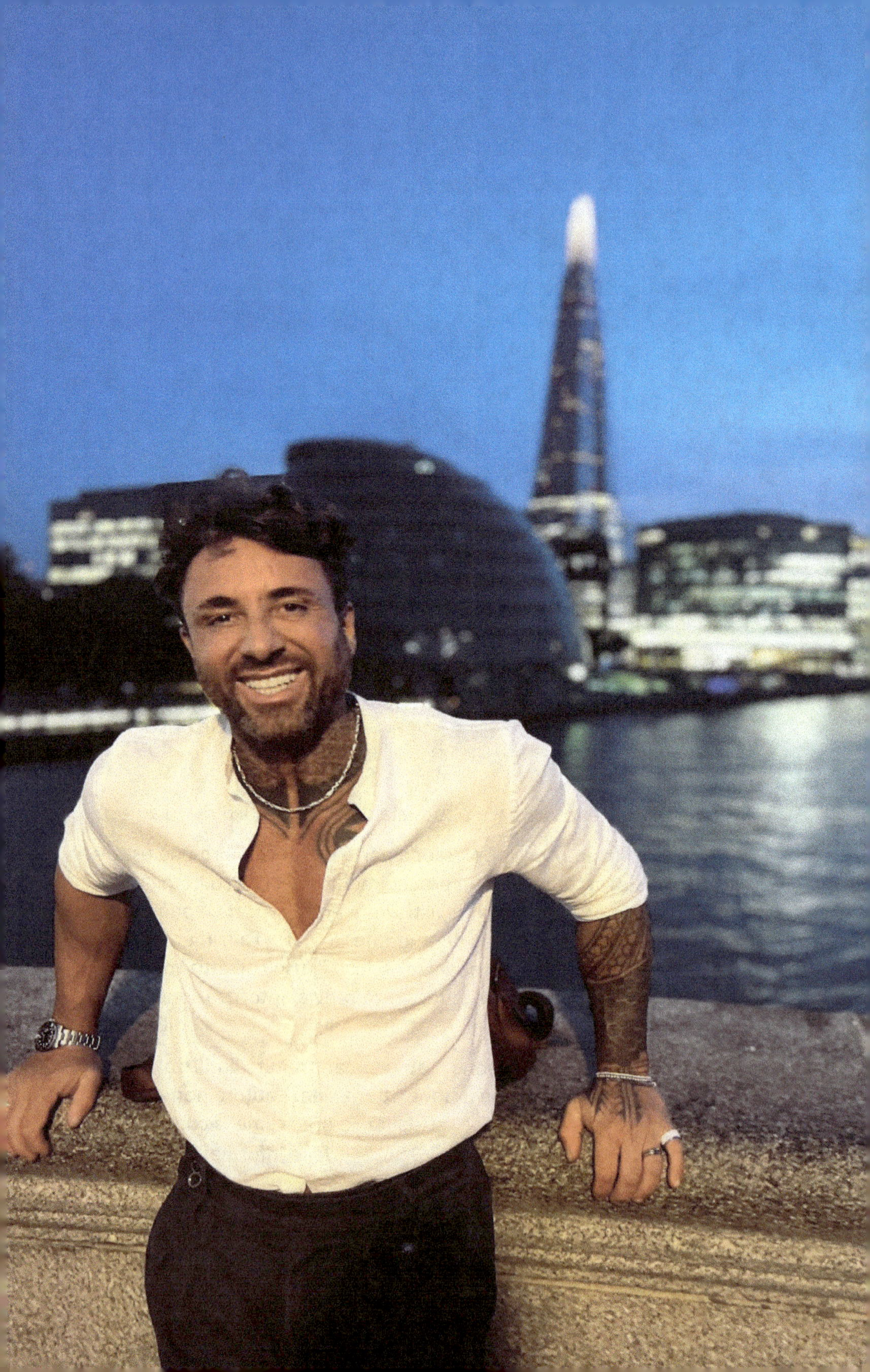

PREFAZIONE

Queste pagine sono frutto di un viaggio interiore. Una catarsi necessaria a superare i miei traumi. Sono Raffaele Grimaldi, un ragazzo di quasi cinquant'anni che ha deciso di fare della propria passione un mestiere, un mestiere con il quale sopravvive dignitosamente e con il quale riesce a garantire alla sua famiglia un futuro.

Sono le pagine scritte da un uomo che non si arrende mai, nato e cresciuto in una losca periferia e che, a distanza di anni, è riuscito a esportare il proprio brand in Europa, attraverso il sacrificio, il sudore e l'impegno costante.

Sono le pagine scritte da un figlio, un padre, un marito, un amico, un imprenditore, un personal trainer.

Parole che mi hanno aiutato ad esorcizzare dei miei limiti che per lungo tempo hanno tirato il freno a mano nella mia vita. Ora i miei limiti sono qua, in questo libro, e adesso che li vedo posso affrontarli, a testa bassa, come ho sempre fatto.

Questo libro è la raccolta delle mie esperienze, della mia vita, della mia grande passione: il fitness. Ho cercato di creare un volume agile da leggere e in grado di riassumere la mia filosofia basata su cinque semplici sì, da ripetersi come un mantra ogni giorno. Spero che possiate trovare in queste parole una guida per affrontare meglio la vostra quotidianità e in qualche maniera, anche la vostra vita. Vorrei che questo libro vi aiutasse a capire meglio chi siete e che possiate trovare nella mia storia un valido esempio da seguire per realizzare i vostri sogni. Intanto vi ringrazio per essere arrivati qui e vi auguro una buona lettura.

INDICE

CAPITOLO 1:

CERCA LA TUA PERFEZIONE

IL PRIMO SÌ

i sono momenti nella vita in cui ti trovi di fronte ad una scelta: assecondare il proprio destino o percorrere la strada più tortuosa, quella che sai che richiederà più sacrificio.

Mentre fissavo la valigia, questa domanda continuava a ronzarmi in testa come una mosca fastidiosa che non si poggia mai. Di lì a poco sarei dovuto partire per un breve viaggio che però avrebbe potuto cambiare per sempre il mio cammino.

Era il 18 dicembre e tra un paio di giorni si sarebbe svolta la cerimonia di premiazione del Golden Foot 2022 nella splendida cornice del Principato di Monaco. Non proprio il primo posto dove ci si aspetta di vedere un personal trainer di 47 anni, nato e cresciuto a

Secondigliano, uno dei quartieri più difficili dell'hinterland napoletano.

Ruben, un mio caro amico imprenditore, mi ha invitato a prendere parte all'evento, dicendomi che sarebbe stata una buona occasione per ampliare il mio business e trovare investitori disposti a credere nel mio progetto.

Mi occupo di fitness, da ormai quasi Trent'anni. Sono un uomo che tutto sommato ha avuto la fortuna nella vita di riuscire a trasformare la propria passione in lavoro e di permettere a se e alla sua famiglia di poter vivere di questo. Nonostante la mia stazza, la mia sicurezza e la mia sete di riscatto, mentre provavo le camicie da infilare in valigia, le gambe mi tremavano come la prima volta sotto uno squat. Provavo a ripetere a me stesso che quella sarebbe stata l'ennesima sfida che avrei dovuto affrontare e che questa volta avrei dovuto superarla non più per me ma per Clotilde, Greta e Gabriele: mia moglie e i miei figli.

Più mi fissavo allo specchio e più ero alla disperata ricerca di qualcosa che non andava, per illudere me stesso che la perfezione che avrei dovuto raggiungere fosse all'altezza del giudizio degli altri. Poi mi sono però ricordato del primo sì alla base del mio stesso metodo:

RICERCA LA TUA PERFEZIONE.

Quando ci si dà un mantra, la vera difficoltà è quella di tenerlo sempre a mente. Ma la mente si sa, spesso si perde in giri inutili e mantenere il focus è sempre più difficile, soprattutto quando si cresce e si hanno delle responsabilità.

Ma che vuol dire cercare la propria perfezione?

Questa pratica, come tutto nella vita, può avere aspetti sia negativi che positivi. Mi capita spesso con i miei clienti di sentirmi dire: "Coach voglio essere perfetta come questa modella nella foto" oppure "Coach voglio il petto grande come quello di Arnold".

Io sorrido e invito i miei clienti a porsi la domanda: "ma secondo te, la tua perfezione è la stessa di questa modella? O è la stessa di Arnold?".

La risposta è molto semplice: no.

Avere degli standard elevati viene considerato nella maggior parte dei casi un tratto positivo da incoraggiare e spronare.

La ricerca della perfezione o dell'eccellenza può essere vista come un segno di carattere e determinazione. Tuttavia, puntare alla perfezione non significa necessariamente fare la cosa migliore per sé stessi. La ricerca della perfezione, infatti, non ha nulla a che fare con una crescita e uno sviluppo sano dell'individuo.

La cosa più importante è che ci si impegni per ottenere dei piccoli miglioramenti progressivi rispetto ad una condizione di partenza. I clienti più difficili ma allo stesso tempo quelli più stimolanti da seguire sono infatti gli "eterni insoddisfatti". Il lavoro con loro è soprattutto psicologico perché bisogna convincerli del fatto che il loro vero valore aggiunto è quello di tendere ad essere soddisfatti di quello che si riesce a raggiungere fino ad una deadline stabilita a priori, perché l'importante è essere consapevoli dell'impegno profuso e di avere in futuro altre opportunità per crescere e migliorarsi.

Essere perfetti invece, non lascia margini di miglioramento.

Il rischio del perfezionismo è infatti quello di essere eternamente infelici con sé stessi e di conseguenza con le dinamiche interpersonali. Queste dinamiche possono avere gravi conseguenze come la depressione, l'ansia e addirittura sfociare anche in autolesionismo o disturbi alimentari.

Io, intanto, mi guardavo allo specchio e quello che vedevo era un ragazzone di 47 anni sicuro di sé, curato, con il fuoco negli occhi.

Non sono perfetto e neanche voglio esserlo, ma sono soddisfatto di quello che sono, ma, ciò nonostante, non smetto di cercare un miglioramento, prima mentale e poi fisico.

Quella camicia mi stava bene e anche quella giacca, forse i pantaloni stringevano un po' troppo sul quadricipite ma non importa. Avrei convinto quegli investitori anche con un abito più attillato e meno elegante.

Mentre mi specchiavo mia moglie mi guardava dall'angolo della stanza e con uno sguardo commosso mi disse che era fiera di me e questo, mi diede la forza per chiudere quella valigia convinto di averci messo dentro tutto quello di cui avrei avuto bisogno per raggiungere il mio obbiettivo: determinazione, coraggio, umiltà e soprattutto i miei 5 SÌ.

Vi starete chiedendo come è possibile che un semplice personal trainer e imprenditore napoletano sia riuscito ad avere l'opportunità di poter presentare il proprio business plan ad uno dei fondi di investimento internazionali più importanti al mondo durante uno degli eventi più esclusivi di Europa, in uno dei posti più d'élite che esistano sulla faccia della terra.

Beh, posso dirvi che è tutto frutto di un metodo che negli anni ho provato a racchiudere appunto nei 5 SÌ.

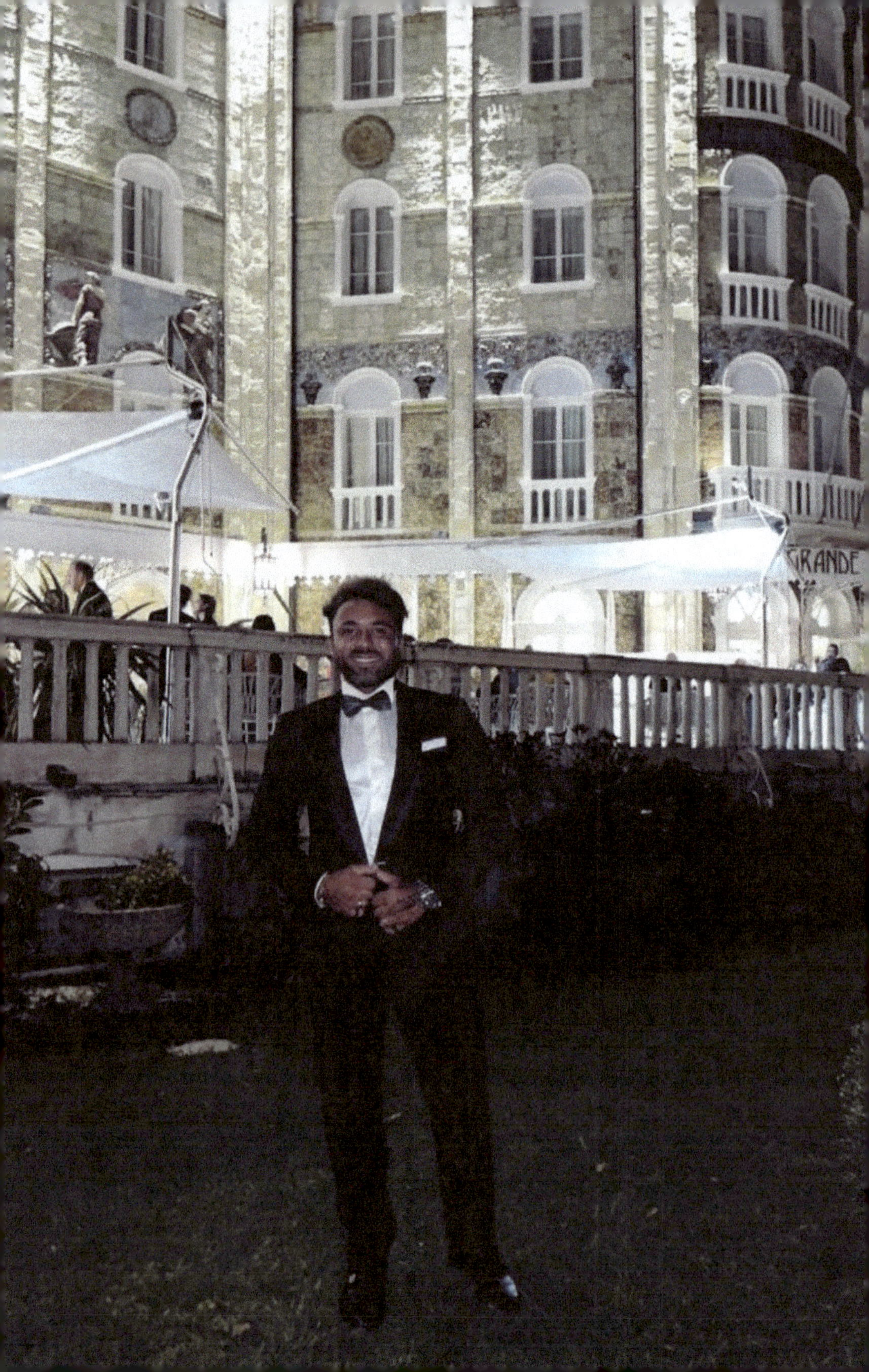

GRANDE

CAPITOLO 2:

PARTENZA

Mi dirigo all'aeroporto di Capodichino prendendo un taxi. Durante il viaggio mi viene in mente il primo giorno in cui incontrai Ruben, quello che oggi è diventato un vero e proprio amico, fautore del mio attuale viaggio.

Era l'estate 2022 e mi trovavo in un grande supermercato vicino casa per fare la mia classica spesa settimanale. Amo perdere le ore tra gli scaffali, scandagliare i valori nutrizionali di ogni prodotto che cattura la mia attenzione. È una pratica che mi rilassa e che mi distrae dagli impegni lavorativi.

Mi trovavo nel reparto di frutta secca, uno dei miei preferiti ed ero vestito da post work-out: infradito, pantaloncini di tuta e canotta. Era il periodo di definizione e la mia forma era esteticamente invidiabile. Noto due persone dietro di me che mi osservano, un ragazzo sui 35 anni e un uomo più anziano, sui 60. Mentre scelgo le mandorle sento la voce del più giovane che dice all'altro: "Ecco, così vorrei fare il fisico", indicando me. Mi giro e lusingato lo ringrazio. Iniziammo a parlare del più e del meno. Ruben aveva intenzione di rimettersi in forma, a causa della sua carriera frenetica che lo aveva spinto a dedicare poco tempo alla sua forma fisica e mentale. Ai tempi aveva intenzione di costruire una sua palestra personale e stava cercando qualcuno che gli desse qualche consiglio su come strutturare il progetto. Gli dissi che ero un personal trainer e lui subito mi diede un suo biglietto da visita invitandomi a chiamarlo per fare due chiacchiere e raggiungerlo nei suoi uffici. Lo ringraziai e li salutai, contento di aver fatto una piacevole conoscenza ma ignaro che quell'evento avrebbe inciso considerevolmente nel mio percorso professionale.

Una volta a casa presi il bigliettino e già dalla pregevole fattura della carta e dall'eleganza della grafica intuì di aver appena conosciuto una persona dall'alto profilo professionale.

Decisi di chiamarlo subito.

Due giorni dopo andai a trovarlo nel suo ufficio volutamente situato nella periferia di Napoli, in una grande tenuta dove Ruben aveva intenzione di costruire la sua palestra personale. Mi accompagnò facendomi fare un tour di tutto lo spazio, un luogo ben strutturato e finemente arredato.

Ruben è un imprenditore edile con una grande passione per il fitness e soprattutto, è una persona sincera e leale e questo traspare immediatamente dalla franchezza del suo atteggiamento e dalle nobili intenzioni delle dinamiche che riesce a instaurare con gli sta intorno.

Lo spazio che aveva in mente di costruire era abbastanza grande con delle bellissime vetrate che davano su un prato ben curato.

Mi spiegò che aveva bisogno di ricreare un luogo dove sentirsi fuori dal mondo per qualche ora, lontano dal trambusto cittadino, isolato e curato nei minimi dettagli. Sviluppai un preventivo minuzioso con una selezione di attrezzi mirata al raggiungimento dei suoi obbiettivi e versatile al punto da poter intraprendere qualsiasi tipo di allenamento. Fui veloce, preciso e onesto, decidendo di svolgere quel lavoro per mera amicizia e simpatia. Ho sempre considerato l'empatia come un valore impossibile da tramandare, o ce l'hai o non ce l'hai e con Ruben il feeling scattò istantaneamente. Nonostante la sua insistenza a volermi dare un gettone per l'impegno profuso, declinai l'offerta perché in quel caso preferivo investire su un rapporto umano che avevo intuito potesse ripagarmi emotivamente più di qualsiasi cifra e, in effetti, andò proprio così. Colpito dalla mia onestà Ruben decise di inserirmi in un giro di sue amicizie estremamente facoltose: politici, cariche istituzionali, forze dell'ordine, imprenditori internazionali, personalità dello spettacolo, ecc.

Insomma, guadagnai la sua fiducia.

Nonostante la nostra amicizia sia nata da poco più di un anno, il legame tra di noi è diventato talmente forte che ad oggi, posso considerare Ruben come una delle "vibrazioni positive" più indispensabili per la mia vita. Ed è proprio di vibrazioni ed energie positive che si nutre il secondo "sì" del mio percorso.

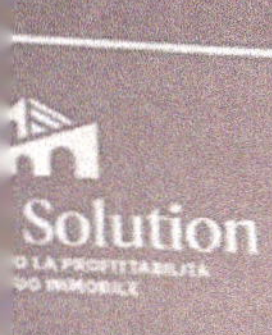

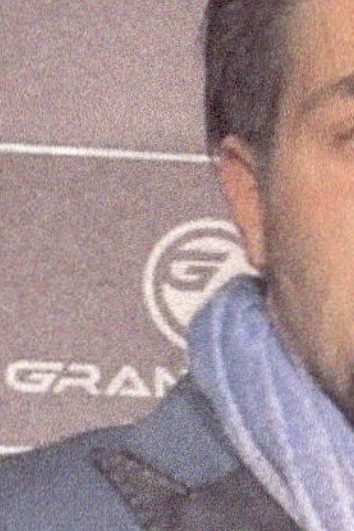
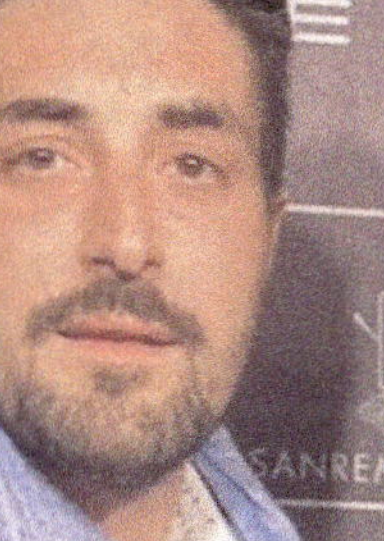
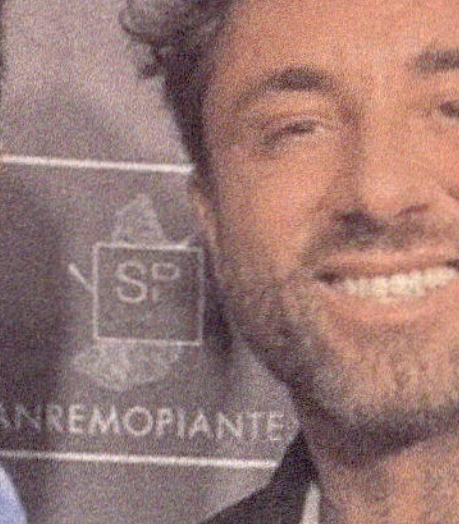
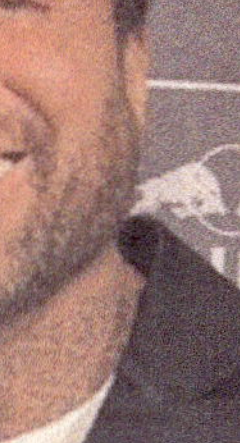
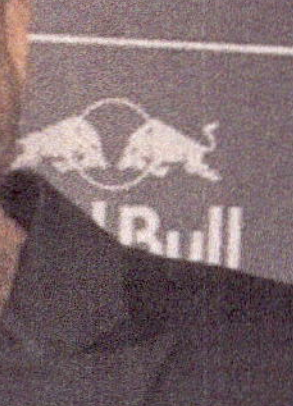
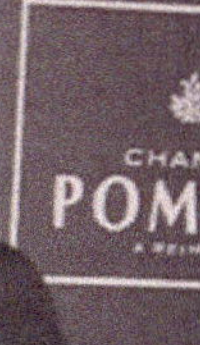
ORY MORGANA BAY
EAN & FUSION RESTAURANT - FU... - LOUNGE - CLUB
SA... E
Solution
GRAN
SP
SANREMOPIANTE
Red Bull
POMMERY
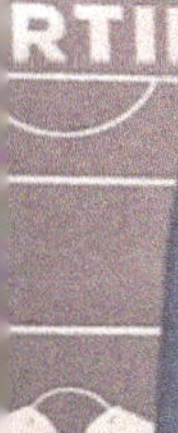
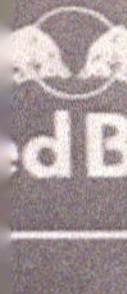

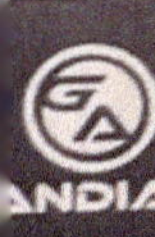
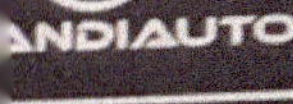
MARTINI
Red Bull
GRANDIAUTO
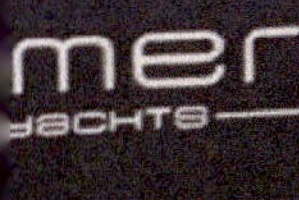
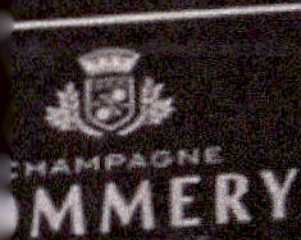
mer
yachts
CHAMPAGNE
POMMERY
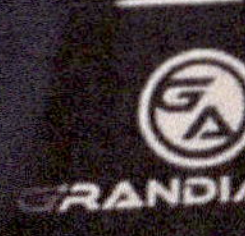
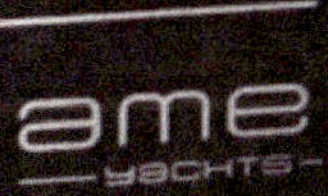
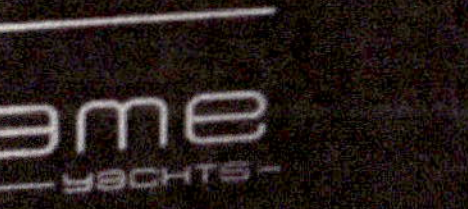
GRANDIAU
SANREMOP
ame
yachts
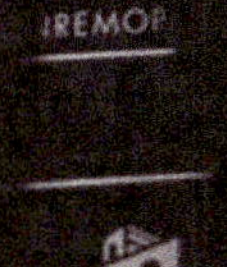
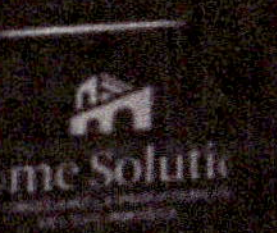
Red Bull
me Solution
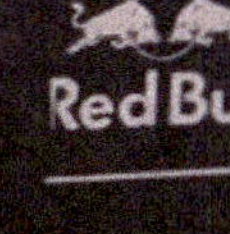
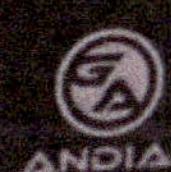
ART
ANDIAU

CAPITOLO 3:

ENERGIE POSITIVE (II SÌ)

Vi è mai capitato di cambiare umore in base alle persone che vi circondano? Ecco, questa dinamica emotiva dipende perlopiù dal nostro modo di intercettare le sensazioni che l'altro ci trasmette anche involontariamente.

Nella vita mi è capitato spesso di incontrare i cosiddetti: Nayasayers, gli "oppositori" per intenderci, ovvero coloro che riescono a smontare qualsiasi impalcatura di autostima che si è riusciti a costruire con enorme fatica nel corso del tempo. Purtroppo, però, non possiamo esimerci dal fare qualche volta il loro incontro, quindi, bisogna armarsi di tecniche e atteggiamenti capaciti di disintegrare qualsiasi energia negativa ci possa accidentalmente arrivare durante il nostro percorso di crescita umana.

Ho sempre reputato il training mentale tanto importante quanto quello fisico e non a caso il supporto che fornisco ai miei clienti si basa al 50% su un allenamento emotivo e psichico e al 50% su un allenamento fisico.

Un tempo, una mia carissima amica ebbe un brutto incidente che la costrinse ad un aborto improvviso. Quest'evento la fece sprofondare in un profondo pozzo di depressione che venne accentuata dalla separazione con il suo compagno di allora. Ero solito andarla a trovare spesso per darle man forte come amico ma notavo che qualunque cosa facessi, la sua mente non rispondeva ai miei impulsi perché le mie energie positive erano sopite a causa del tragico incidente.

Allora decisi di "guarire" con lei.

Inizia un percorso riabilitativo che partiva dalla respirazione concentrata, una sorta di meditazione che vuole replicare il momento di lucidità che si ottiene dopo aver fatto colazione di prima mattina, durante il quale le energie appena assunte e il riposo della notte ci consentono di trovare in noi le forze necessarie per poter affrontare la giornata.

Impostammo una serie di esercizi di respirazione e di risveglio muscolare e cardiaco, basato su elasticità corporea e rilassamento della spina dorsale. Alla fine di ogni session notavo una predisposizione diversa del suo atteggiamento nei miei confronti e poco alla volta iniziai a cercare in lei una breccia per poter instaurare un dialogo sincero e diretto e soprattutto, bidirezionale.

Spesso ci dimentichiamo di calarci nei panni degli altri, provando a somatizzare il dolore solo dal nostro punto di vista. Ma non tutti hanno gli stessi ritmi e le stesse capacità di metabolizzazione del dolore.

La mia amica aveva paura di provare a "guarire" per paura di tornare a soffrire.

Non possiamo impedire al dolore di fare breccia nel nostro animo, così come non possiamo impedire agli "oppositori" di ferirci quando li incontriamo.

Possiamo però reagire, un piccolo passo alla volta, e possiamo collaudare un metodo personalizzato che ci consente di anestetizzare il dolore e disinnescare la paura.

Invitai la mia amica a compiere pochi e semplici esercizi quotidiani che, abbinati ad un leggero allenamento, avrebbero potuto migliorare la sua condizione psicologica e risolvere a poco a poco i suoi traumi.

SORRIDERE: sembra una banalità ma il sorriso è un'azione che innesca positività sia in chi la compie che in chi la riceve in forma indiretta. È un atto contagioso che diminuisce i livelli di ansia e stress, aiutando anche a prendersi meno sul serio e smorzando la tensione che spesso si accumula in situazioni di particolare serietà.

IERI È STORIA: è inutile guardare al passato con rancore. Il passato serve a capire i propri errori ed evitare di ripeterli ancora, ma non occorre rimuginare su quello che ormai non si può cambiare, bisogna accettarlo e imparare a fissarsi dei nuovi obbiettivi che ci possano consentire di riguadagnare la fiducia in noi stessi senza avere paura del sacrificio e del duro lavoro. La consapevolezza del passato ci aiuta a guadagnare costanza nel presente e fiducia nel futuro.

MEDITA E RESPIRA: la meditazione può avere un vero e proprio effetto placebo sia sulla mente che sul fisico. Il nostro cervello ha bisogno di rilassarsi e riposarsi, liberandosi da ansie e problemi che il più delle volte risiedono solo nella nostra mente. Lo stress non deriva dalla stanchezza per il duro lavoro ma dai fattori esterni che non possiamo gestire e su cui non abbiamo un controllo diretto. Bisogna allora accettare che tutto quello che è nelle nostre potenzialità può essere espresso al massimo ma che tutto ciò che è fuori di noi va invece imparato a gestire sia che esso sia costituito da avvenimenti positivi che negativi.

Imparare ad ascoltarsi e concentrarsi su una cosa alla volta, fissandola prima nella mente e poi nel corpo, iniziando dal respiro.

Concentrarsi sul respiro è una pratica terapeutica ma su quest'argomento ci torneremo più avanti.

SCEGLI I CIBI GIUSTI: Il cibo influisce in maniera significativa sia sul corpo che sul cervello, riuscendo addirittura a influenzare la nostra positività attraverso la serotonina, ovvero l'ormone del buonumore. Mangiare in maniera consapevole e bilanciata, masticando con attenzione e dedicando ai pasti il tempo necessario, senza distrazioni e con la giusta calma.

AMA LA NATURA: l'elemento terra riesce a purificarci dalla negatività. Osservare la mutazione delle cose ci fa capire che la nostra vita può essere considerata una porzione finita di un tempo infinito e che quindi non vale la pena investire energie su qualcosa che ci provoca dolore ma conviene spendere le proprie forze per ciò che ci fornisce piacere.

Osservare la natura, prendersene cura, sono rimedi infallibili per il controllo dell'ansia, azioni pratiche che ci fanno concentrare sul silenzio, sulla luce, sui colori e sui profumi, elementi ai quali spesso dimentichiamo di dare importanza ma che sono alla base di qualsiasi organismo vivente.

Dopo qualche mese di "terapia" la mia amica tornò a stare meglio e paradossalmente anche io.

Anni prima quell'esperienza mi ritrovai in prima persona a dover superare un difficile momento professionale dovuto ad una errata valutazione nei confronti di un mio ex collega, un oppositore mascherato da "yes man".

Eravamo due giovani e aspiranti imprenditori con un sogno comune: creare qualcosa di nostro che sarebbe resistito al tempo. Come sempre, io avevo una forte determinazione nel concretizzare il nostro progetto di allora: creare un primo centro training personal.

Tuttavia, il nostro know-how era poco così come le nostre finanze. Ai tempi avevo appena deciso di abbandonare il sentiero sicuro dell'aeronautica per dedicarmi alla mia passione, anche sotto consiglio di questo mio ex amico. Rinunciai a tutto perché mi sentivo ancora più forte vicino a lui. Decidemmo di investire i nostri risparmi e di rimboccarci le maniche incuranti delle conseguenze.

La mia poca maturità però mi giocò un brutto scherzo. Confondevo i suoi continui "si" come un modo per starmi accanto, come un segnale di fiducia, senza capire che in realtà quel suo finto atteggiamento positivo era in realtà un modo per far ricadere su di me tutte le responsabilità e gli impegni previsti, nonché le decisioni critiche e delicate.

Iniziai poco dopo ad assumere un umore negativo, dovuto ai continui "eh, ma tu hai deciso" oppure "eh, ma la decisione finale l'hai presa tu". Non mi ero accorto che intanto lui aveva la comodità di non dover prendere decisioni scomode e la serenità che, seppur ci fosse stato un errore, non sarebbe mai ricaduto su di lui. Quella persona aveva iniziato ad influenzarmi negativamente, spingendomi in un baratro di bassa autostima che non avevo mai conosciuto prima di allora.

Quando però decisi di affrontare il problema mi resi conto di riuscire a bastare a me stesso e di non aver bisogno vicino a me di qualcuno capace solo di dire che le cose non andavano bene senza sforzarsi minimamente di collaborare per trovare una soluzione insieme.

Decisi così di continuare da solo e di riprendere la positività persa a piccole briciole durante quel periodo.

Quell'esperienza però mi ha insegnato molto, quell'errore di valutazione mi ha talmente ferito che da allora ho deciso paradossalmente di dare ancora più fiducia alle persone perché ho capito che nonostante le inevitabili energie negative che arriveranno, la mia positività non potrà mai più essere scalfita.

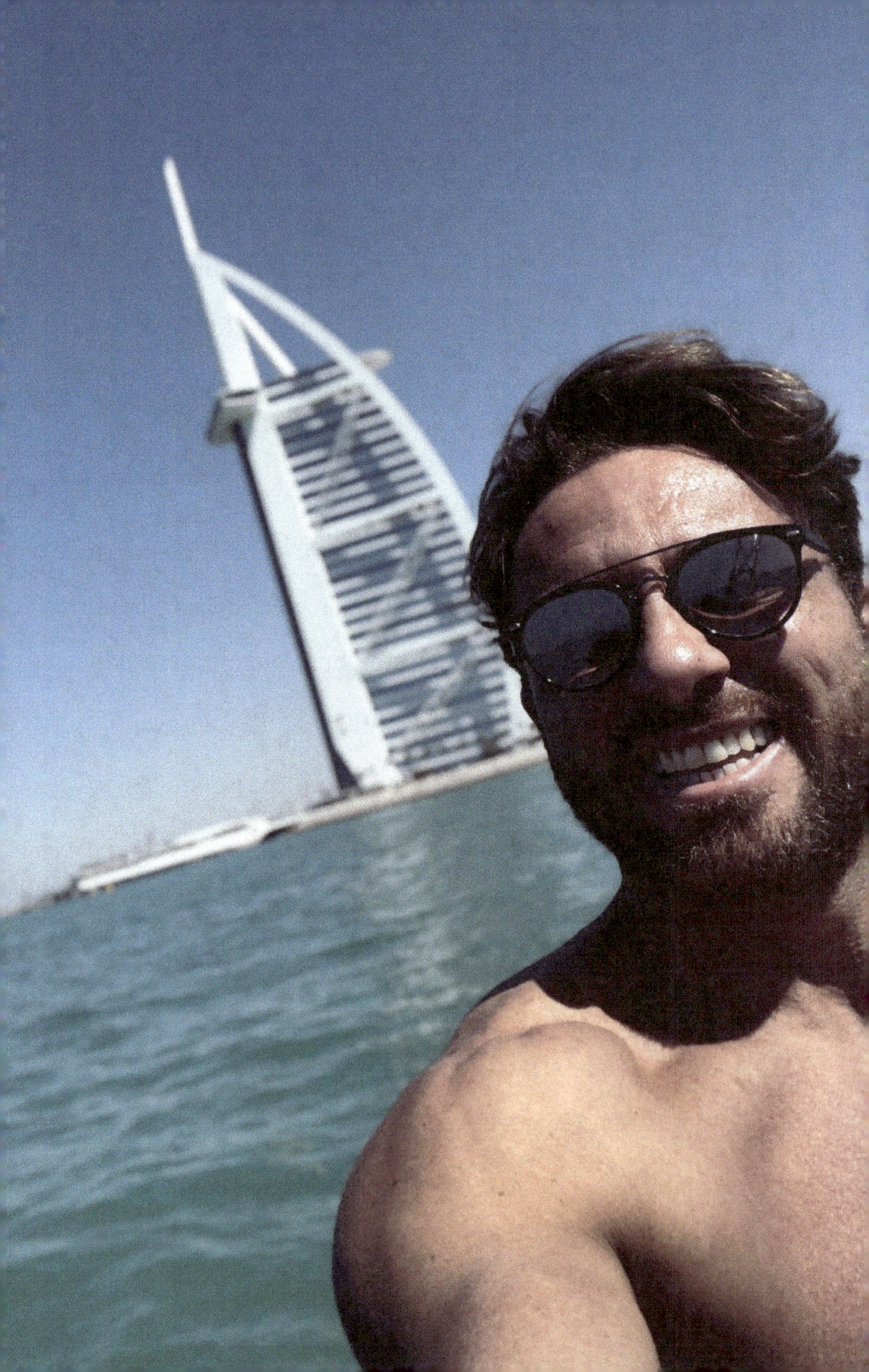

CAPITOLO 4:
LE ORIGINI

Il taxi mi lascia fuori all'aeroporto e dopo aver preso la mia valigia mi appresto ad entrare, lanciando un ultimo sguardo al cielo terso della mia città. Ai controlli di sicurezza mi spoglio di cintura e di tutti gli oggetti in tasca. Il Metal-detector suona e allora scherzo con lo Stuart sulla consistenza d'acciaio dei miei bicipiti. Mi ricordo però di avere ancora indosso la mia collanina porta fortuna. Non la tolgo da anni ormai. Appena la sfilo mi viene in mente in giorno in cui mia madre me la regalò e con quel momento ricordai anche l'inizio di tutto, come in una catarsi mistica dal quale ne uscì solo a fine viaggio.

Sono nato a Secondigliano, in provincia di Napoli, il 02 marzo 1976. Mia madre Rosa e mio padre Salvatore hanno cresciuto me e i miei fratelli Cosimo, Claudio e Rosaria secondo i sani principi di una classica famiglia meridionale: famiglia, rispetto e solidi valori. Oggi mio Fratello Cosimo ha 45 anni e lavora in Polizia, Claudio ne ha 43 ed è nella Guardia di Finanza, mentre Rosaria è una splendida quarantunenne che lavora da anni come parrucchiera ed è sposata con un carabiniere. Come potete capire, sono sempre stato quello "diverso" in famiglia.

Papà era operaio in Telecom al quartiere 8g e nonostante il basso salario non ci ha mai fatto mancare nulla. Vivevamo a Secondigliano nel rione Berlingieri, in una casa piccola al secondo piano con affaccio interno. In 65mq vivevamo sei di noi, e condividevo una stanza in comune con tutti e tre i miei fratelli. Quando mia sorella iniziò a crescere, mio padre ritagliò uno sgabuzzino nella sua camera da letto nel quale entrava a malapena un lettino singolo.

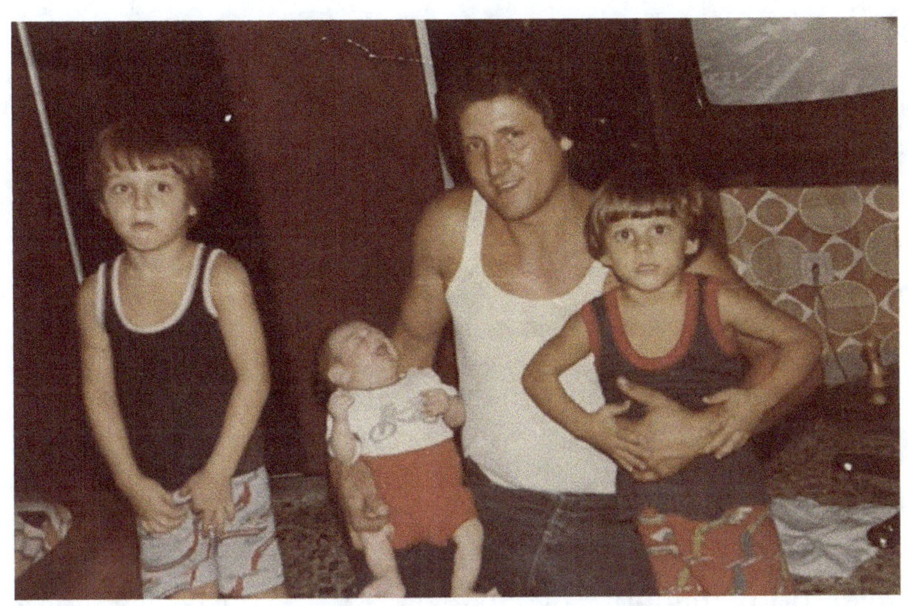

Di fronte dove abitavo c'era uno stabilimento dove fabbricavano componenti per aerei. La fabbrica aveva un muro di cinta che combaciava con la strada, circondato con il filo spinato. Io mi fermavo sempre ad osservare un enorme pezzo di terra verde che anticipava l'ingresso del fabbricato dove un gruppo di cagnolini cercava in ogni modo di empatizzare con me. Ai tempi eri l'unico della mia comitiva ad andare a scuola. A 12-13 anni i miei amici già lavoravano, nella migliore delle ipotesi, o avevano iniziato a frequentare amicizie poco raccomandabili. Io invece prima e dopo l'orario di scuola mi fermavo al "recinto" e portavo qualcosa da mangiare a quei cuccioli. Gettavo la busta con il cibo dall'altro lato e poi, una gamba alla volta, scavalcavo il muro con il filo spinato.

Un giorno però dopo aver sfamato i cuccioli mi addentrai, trovando uno spiazzale con materiali di scarto accatastati per essere smaltiti. Mi imbattei in due grossi bulloni a forma di manubrio. Decisi di portarli a casa con me. Li grattai con la carta vetro e li vernici costruendo i miei primi manubri di circa 12 Kg. A poco alla volta continuai con questa routine e iniziai a formare la mia personale palestra fuori al balcone di casa con tutti pezzi di scarto degli aerei rimessi a nuovo.

Creai un mio personale programma di allenamento incentrato su tutti quegli esercizi che non riuscivo a fare. Appena l'esercizio mi veniva facile lo cambiavo per mettere alla prova il mio fisico e la mia mente.

In quel periodo non c'era internet, allora con quei pochi soldi che di tanto in tanto mia madre e mio padre mi passavano, andavo a comprare delle riviste di settore dove poter documentarmi sul fitness e sui suoi principali esponenti, tra tutti: Arnold Schwarzenegger. Era il mio idolo. Strappai una sua foto dalla rivista e l'appesi fuori al balcone, continuandola a fissare durante ogni sessione di allenamento.

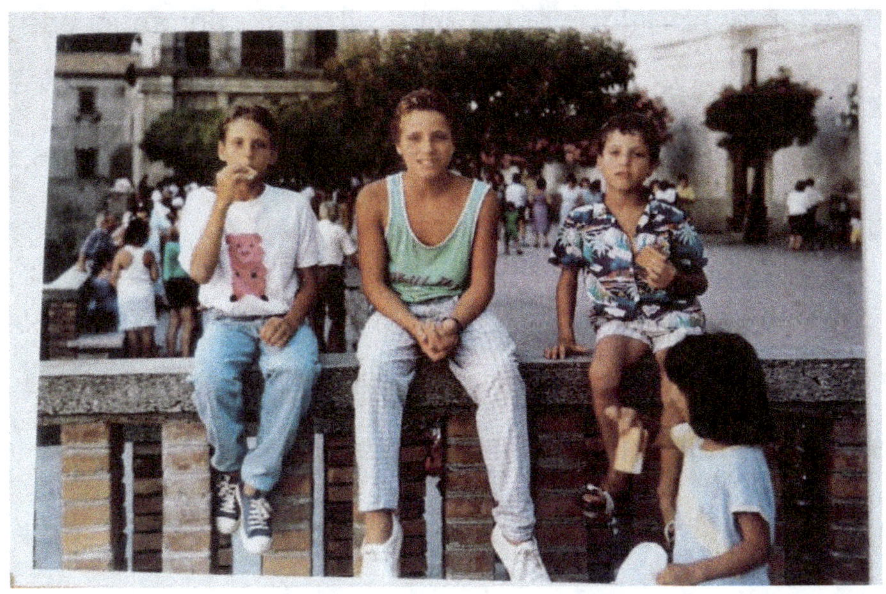

Capitava spesso che i miei amici mi invitavano ad uscire con loro ma io preferivo tornare a casa e dedicarmi allo sport. A causa del trambusto che nel mio quartiere non smetteva di esistere, decisi di imparare anche a difendermi imparando anche un'arte marziale.

Vicino casa c'era una palestra dove insegnavano Karatè. Dopo la prima lezione di prova mi iscrissi e presi quella disciplina molto seriamente.

Grazie al karatè e al buon esempio dei miei genitori, iniziai a formare la mia indole disciplinata, rigorosa, dedita al sacrificio e al duro lavoro. All'inizio questo mio atteggiamento rigido veniva schernito dai miei amici che però dopo un poco, iniziarono a rispettarmi. Molti di quei ragazzini oggi non ci sono più, chi in prigione e chi addirittura passato a miglior vita.

Ad oggi ringrazio la mia fervida curiosità e il mio spirito d'iniziativa. Lo sport a quell'età mi ha veramente salvato la vita, togliendomi dalla strada.

Dopo il karatè, a seguito di un brutto litigio per futili motivi, mio padre mi fece iscrivere a box. Imparai nuove tecniche e ad incassare ancor meglio i colpi. Mi allenavo con i figli dei boss di quartiere e trovai per la prima volta una guida nel settore sportivo: Peppe, l'istruttore di pugilato. Un uomo nobile dai modi semplici, una persona dai sani principi e dalla saggezza sterminata. Mi scavò nell'anima portando a galla tutte le mie debolezze e fornendomi gli strumenti per farle diventare miei punti di forza. Grazie a lui iniziai a trasformare le minacce in opportunità, arricchendo la mia personalità di tantissime sfumature che non credevo di avere.

Mentre mi rifletto il viso nel finestrino dell'aereo noto la mia mascella volitivo e ricordo l'aspetto mingherlino che avevo da ragazzino. Avevo paura di ingrassare. Voglia di essere bello, in forma. Ricordo mia zia Maria, una donna mai sposata che adesso purtroppo non c'è più. Trascorsi gran parte dell'adolescenza con lei. Aprì una boutique di capi di alta moda e amava organizzare sfilate con modelli e modelle. Credo di aver preso da lei il mio amore per l'estetica. Ricordo che quando derubarono il negozio per la terza volta lei andò in depressione. Soffrì molto e non sapevo cosa fare per risollevarle il morale. La sua fragilità mi ha lasciato una ferita addosso che non so quando si rimarginerà. Mi sentivo impotente e insicuro ma decisi che da quel momento avrei fatto di tutto per le persone che amavo e mi sarei impegnato per garantire ai miei affetti la versione migliore di me.

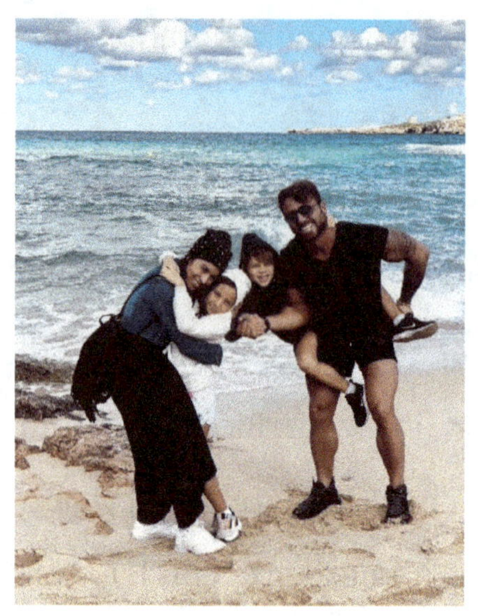

Poi dopo lo sport il mio corpo iniziò a cambiare e questo mi dava autostima - aveva la priorità assoluta sulle mie giornate. Studiavo di meno e andavo in palestra perché mi sentivo protetto. Il fitness arrivò ai 17 anni. Mi chiudevo in palestra dalle 14:00 alle 22:00, uno sgabuzzino chiamato "La tana delle tigri". Ero timido ma imparai a sfruttare questa mia timidezza per aumentare il mio "potere" di poter guardare le persone. Ho sempre avuto difficoltà a fidarmi di qualcuno, una sorta di diffidenza che mi costringeva a tener sempre una "mano sulla fondina". Credo che dipendesse dalla paura di dover difendermi e non affrontare così il mondo esterno. La palestra e il fitness mi hanno aiutato a costruire uno scudo di finta sicurezza che poi con l'età e l'esperienza ha trovato una base concreta nella forza delle certezze sulle quali ora si basa la mia vita: la mia famiglia e la mia passione.

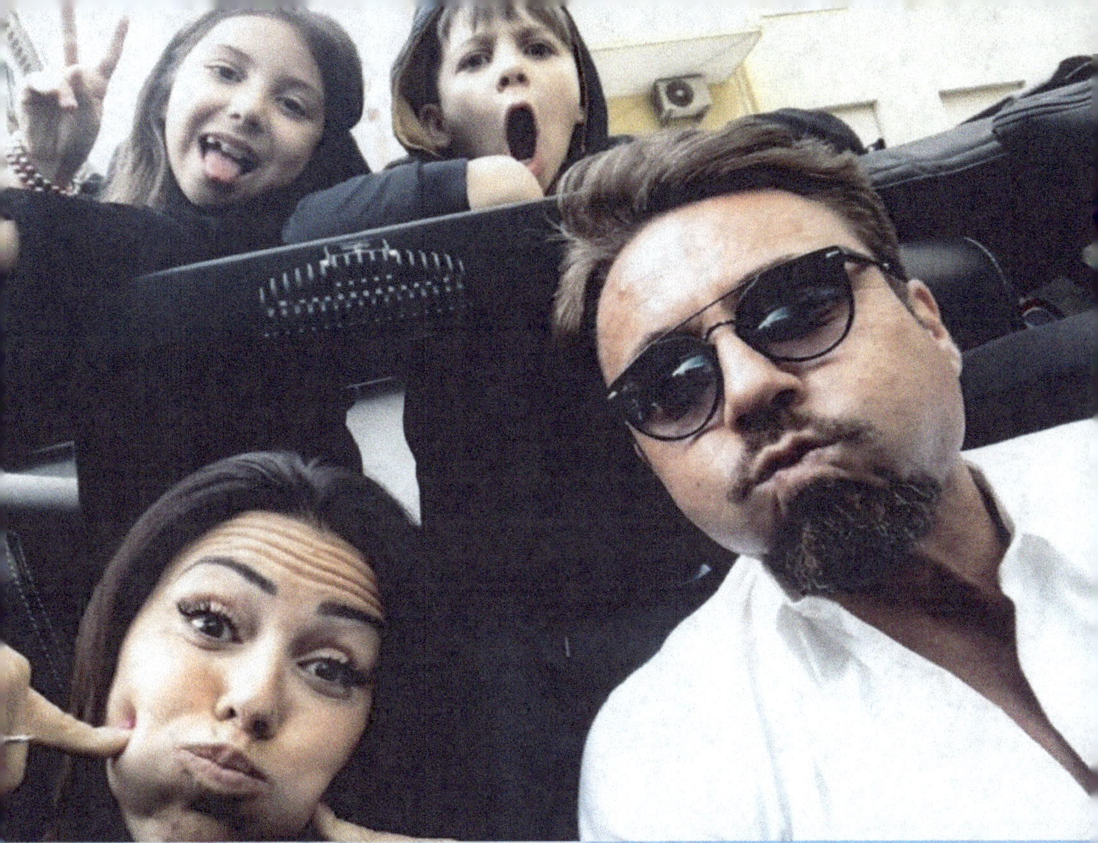

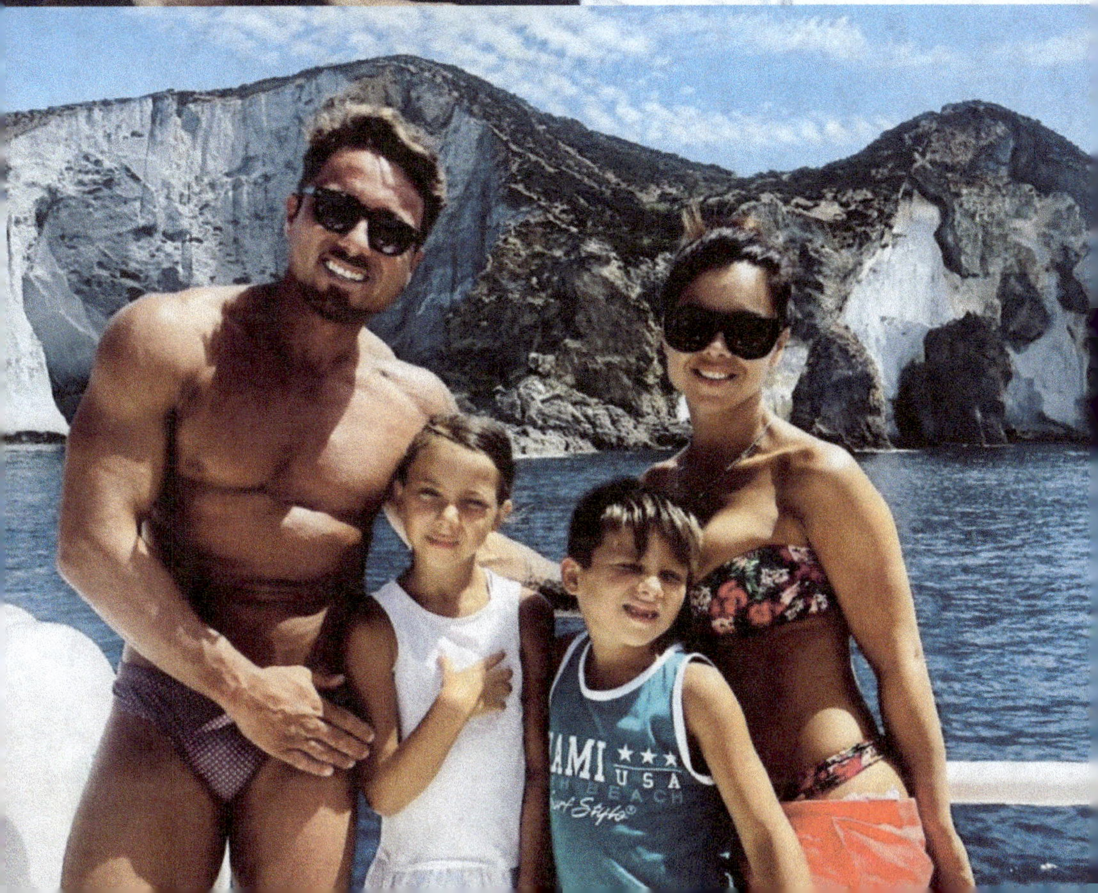

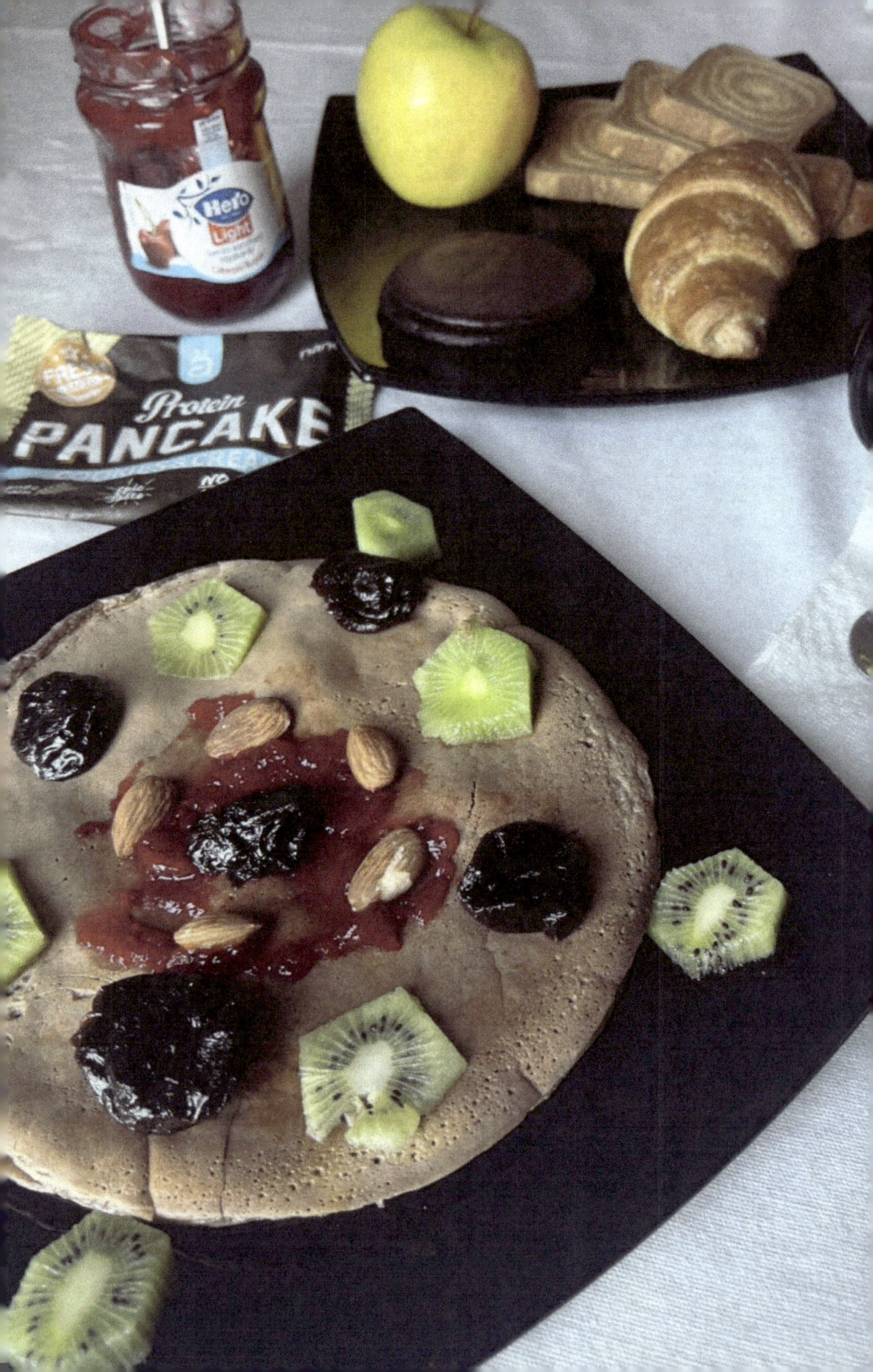

Hero
Light
Protein
PANCAKE

CAPITOLO 5:

L'UOMO È CIÒ CHE MANGIA (III SÌ)

Non sono il classico sportivo con un passato da ragazzino sovrappeso. Ho sempre avuto un discreto rapporto con il cibo che è diventato, negli anni, anche uno dei miei principali campi d'analisi. Sebbene non sia un nutrizionista certificato, avendo a che fare da sempre con la cultura del corpo, anche la nutrizione ha contribuito alla mia formazione.

Quello che però faccio, con i miei clienti, è dargli i paletti di un sentiero che però poi dovranno seguire da soli.

Mi piace istruire sugli alimenti a basso indice glicemico.

Le calorie non sono l'unica cosa che conta in una sana alimentazione. Il mio obbiettivo è che i miei clienti dopo un po' mi abbandonino, sapendo però come comportarsi nella quotidianità del loro rapporto con il cibo. Sono sempre stato del parere che la nutrizione andrebbe affrontata in maniera più specifica già nelle scuole: saper mangiare con equilibrio, riesce a dare spesso anche equilibrio nelle decisioni.

Essere magri non vuol dire essere in forma, né tantomeno essere nutriti nel modo giusto.

L'alimentazione contribuisce anche al modo in cui ci rapportiamo alle persone. Insomma, bisognerebbe avere cultura del cibo e non sottovalutare quanto questo, insieme al sonno e al riposo, incidano nelle nostre vite.

I miei sono piccoli accorgimenti che però, se attuati con costanza, portano a miglioramenti nel nostro regime alimentare e nel modo in cui guardiamo il cibo e ce ne lasciamo assuefare.

Ad esempio, anche al discount, si può privilegiare la qualità della materia prima e del loro valore nutrizionale. Spesso sono proprio i grandi marchi a distribuire i propri prodotti con il nome di altra un'azienda; quindi, non partiamo prevenuti sul fare la spesa al discount.

Quando dovete comprare la "classica" fesa di tacchino dei palestrati, non prendete la vaschetta con le fette già tagliate, ma andate al banco salumeria e fatevene tagliare un pezzo fresco. Non lasciatevi convincere dal richiamo del pesce nella confezione di cartone surgelata perché facile da preparare in soli 7 minuti, ma prendete un trancio in pescheria. Ovviamente facendo così il nostro scontrino lieviterà di un po', e bisogna farsi i conti in tasca, ma la nostra concezione di cibo cambierà e faremo innanzitutto più caso agli sprechi e al modo in cui conserviamo e trattiamo gli alimenti, e ne preserveremo la qualità. E qualità del cibo vuol dire qualità della vita, il più delle volte.

L'attività fisica arriva fino ad un certo punto. Vorrei sfatare il mito del bell'attore di Hollywood con l'addome scolpito e la fama da grande bevitore di birre seriale. L'attività fisica senza una corretta e sana alimentazione non può fornire da sola i risultati sperati.

Anche l'invecchiamento e la velocità con la quale invecchiamo dipendono dal cibo e sono connessi tra loro in maniera fisiologica e organica.

Non fornisco una vera e propria dieta ma un piano alimentare che funga da guida verso un'autonomia. Qualora poi dovesse subentrare un blocco metabolico poi subentro io per aggiustare il tiro. La mente si stanca e in quei casi basta fermarsi e cambiare regime per poco tempo, per poi riprendere subito la giusta tendenza. Molti mi chiedono come comportarsi durante le feste di Natale, o Pasqua o a Ferragosto, e io gli dico sempre di fare quello che vogliono, l'importante sono gli altri giorni dell'anno.

Altra indicazione è pesare gli alimenti per capire di quanto abbiamo bisogno per saziarci e regolarci se vogliamo diminuire o aumentare di peso, in base anche al nostro piano d'allenamento.

La composizione del piatto è fondamentale, anche un pollo con i broccoli può raggiungere la sua dignità se cucinato e presentato con amore e consapevolezza. Prendere un piatto grande e magari colorato, per dare senso di abbondanza. La fame inoltre è soprattutto uno stato mentale e la mente può essere ingannata alcune volte.

Bere prima di mangiare attenua il nostro senso di fame e ci siederemo a tavola riuscendo a mangiare con meno voracità. Le pareti dello stomaco si allargano, ricreano un senso di gonfiore che ci renderà più appagati.

Insomma, non bisogna avere paura del cibo e soprattutto non bisogna che questo diventi la nostra ossessione.

Ricordo che in pandemia in molti mi chiamavano, affetti dalla malattia del secolo: la depressione. Alcuni clienti, ma anche amici, mi confessavano la loro debolezza per il cibo in quel periodo dove le distrazioni non erano tante e le palestre erano chiuse. Gli dicevo di respirare. Bere. Uscire fuori al balcone o aprire la finestra e iniziare a muovere il corpo, anche lentamente. Dopo, tutto ci sembrerà più facile da affrontare e il cibo non diventava più il loro pensiero, perché pensavano al respiro. Provate a pensare al respiro. E alla fatica che fate nel riprodurlo. Trovate sempre il modo per respirare bene.

Di seguito è riportato un breve elenco di alimenti ad alto e basso contenuto energetico:

Gli alimenti ad alta energia vibratoria e nutrienti includono noci, frutta, verdura ed erbe fresche biologiche. Evita o mantieni al minimo alimenti come carne, pollame e zucchero e alimenti altamente trasformati, sottoposti a microonde, modificati chimicamente e/o geneticamente modificati (OGM).

Hanno poca o nessuna buona energia vibrazionale e nutrizione da aggiungere al tuo corpo.

Durante il pasto, è anche importante creare un'aura di tranquillità, pensieri positivi, nessuna discussione e soprattutto è necessario riversare la propria energia positiva in ciò che si sta mangiando.

ALTO

- Frutta e verdura biologica fresca e certificata
- Integratori naturali, come la spirulina per il ferro
- Tisane e spezie, acqua pura o filtrata
- Oli sani, come olio d'oliva e olio di cocco
- Noci e semi,
- Alimenti fermentati
- Cioccolato crudo, Miele crudo
- Legumi, cereali come grano saraceno, riso integrale, amaranto e farro

BASSO

- Alimenti geneticamente modificati (OGM) e alimenti convenzionali che sono stati trattati con prodotti chimici e pesticidi
- Riso bianco, riso basmati e farine
- Zuccheri, dolcificanti (artificiali ecc.) la Stevia è ok.
- Caffè, bibite, alcool

- Carne, pesce e pollame. La moderazione è la chiave. Il consumo di carne rossa una volta alla settimana è ok.
- Alimenti trasformati, confezionati, in scatola e veloci
- Oli malsani, come colza, semi di cotone, margarina e oli vegetali
- Alimenti surgelati, latte vaccino pastorizzato, yogurt e formaggio
- Cibi cotti, cibi fritti, patatine e alimenti per microonde

Riempi la tua cucina con verdure a foglia verde.

Le verdure danno vita alla tua cucina. Si dice anche che alcuni tipi portino fortuna.

La tradizione irlandese raccomanda che il trifoglio e il Feng Shui cinese valgano il bambù fortunato. Entrambi hanno un grande valore medicinale.

Usa il sale per liberare le vibrazioni negative. Il sale fa molto di più che aromatizzare un alimento. A causa della sua capacità di assorbire e asciugare, viene anche utilizzato per eliminare l'energia negativa da una casa. In alcune culture, si lascia una scodella di sale grosso o sale marino in ciascuno dei quattro angoli della cucina per 24 ore, per poi eliminare il sale nello scarico d'acqua. Quando liberiamo spazio, spostiamo anche qualcosa dentro. Non ci vuole neanche molto tempo. Fornisce un effetto calmante sul nostro essere interiore.

Di seguito un esempio di alimentazione femminile per sgonfiare cosce grosse:

<u>COLAZIONE</u>

- Yogurt greco 0%
- 30 g Cioccolato fondente 80%

Note della colazione: Usare multivitaminico.

SPUNTINO

> ➢ 1 barretta proteica low sugar (senza zuccheri) Oppure 20 gr proteine in polvere

Note: Usare Tisana drenante in entrambi spuntini.

PRANZO

> ➢ 60 gr Riso basmati /oppure/ 80-90 gr patate
> ➢ 100g tonno al naturale (con olio a crudo) /oppure/ 100g filetto di vitello (macinato magro) /oppure/ 80g salmone affumicato /oppure/ 100 gr carne bianca magra /oppure/ 150 burger di soia (senza olio)
> ➢ 200g cicoria /oppure/ 140g cetrioli /oppure/ 100g cavolo cappuccio rosso /oppure/ 110g cavolo cappuccio verde /oppure/ 90-100g finocchio /oppure/ 200g spinaci /oppure/ 110g pomodori da insalata /oppure/ 80g rucola /oppure/ 160g radicchio rosso /oppure/ 170g zucchine /oppure/ 110g zucca gialla /oppure/ 130g melanzane /oppure/ 100g lattuga /oppure/ 60g carote
> ➢ 1 cucchiaino olio evo

Note del pranzo: Usare 1g di omega 3. Usare poco sale.

<u>MERENDA</u>

➢ 30 gr frutta secca /oppure/ 40 gr parmigiano reggiano

<u>CENA</u>

➢ 150g petto di pollo o pollo /oppure/ 200 gr orata o sogliola /oppure/ 100g filetto di vitello (macinato magro) /oppure/ 200 g merluzzo o orata

➢ 1 cucchiaino olio evo

Note della cena: Usare le stesse verdure del pranzo. Si può invertire pranzo con cena.

NOTE GENERALI

Gli alimenti nella dieta giornaliera (con le alternative) indicano la scelta principale, mentre gli alimenti sottostanti indicano le scelte alternative (che possono essere sostituite) al primo alimento.

Le quantità dei singoli alimenti è riportata in peso netto, cioè solo la parte da utilizzare per essere cucinata o consumata cruda.

NOTE PER I PASTI

Nota per le merende a base di frutta:

La frutta non deve essere molto matura. Banane, fichi, uva, cachi, ciliegie, sono frutti ricchi di zuccheri e poveri in fibre vegetali; essi vanno pertanto consumati sporadicamente ed in quantità non superiore a 100g per porzione per i sedentari, questo non vale se si pratica attività fisica.

Note per pranzo e cena:

Il condimento del primo piatto deve essere leggero, a base di passato di pomodoro, (pelati, polpa pronta o passata) o con le verdure previste o in bianco con l'olio previsto.

Note per le insalate

Limone a piacere, poco aceto, pochissimo sale

EVITARE DI CONSUMARE

Condimenti non previsti dalla dieta (burro, strutto, margarina, panna, ecc.); Insaccati (salame, salsiccia, mortadella, ecc.);

Superalcolici, bevande zuccherine.

Dolci, gelati, caramelle, cioccolata, frutta secca o sciroppata.

PASTO LIBERO

È previsto un pranzo o una cena libera a settimana. Se, per esempio, mangia la pizza a cena (che in ogni caso deve essere o margherita o marinara), si ricordi di mangiare meno carboidrati (pane, pasta, riso, ecc.) durante la giornata (Nel caso in cui faccia sport questa regola non vale sempre, bisogna che mi consulti).

CONDIMENTO

Utilizzare esclusivamente olio extravergine di oliva, a crudo. Fare uso dei comuni aromi da cucina, quali prezzemolo, basilico, rosmarino, salvia e condire con limone o poco aceto. Ridurre il consumo di sale ed eliminare il dado per cucinare.

DOLCIFICARE

Utilizzare un comune dolcificante ipocalorico non a base di aspartame ma utilizzare, sucralosio o stevia. Il comportamento migliore sarebbe quello di abolire completamente zucchero e dolcificanti, anche in maniera graduale.

FORMAGGIO

Solo una volta a settimana se previsto.

VINO ROSSO

Massimo mezzo bicchiere a pranzo se concordato durante la visita

METODI DI COTTURA

Tutti gli alimenti compresi nella dieta, devono essere cucinati secondo i seguenti metodi di cottura: CARNE E PESCE: al forno, alla griglia, in umido, lessati, al cartoccio VERDURE: al forno, grigliate, lessate, al vapore, al microonde.

VISITA DI CONTROLLO

Il giorno precedente l'appuntamento non bisogna mangiare né uova (se previste nella dieta) né legumi (se previsti) e in occasione delle visite di controllo è necessario portare sempre con se' la presente dieta e l'eventuale scheda di allenamento.

PREMESSE ALLA STRATEGIA ALIMENTARE

Il presente piano alimentare è stato elaborato in funzione del'anamnesi alimentare condotta su un paziente x, del fabbisogno energetico consono allo svolgimento di tutte le sue attività, comprese quella motoria, ed in base alle sue preferenze alimentari.

Inizialmente consiglio di pesare tutti gli alimenti a crudo ed al netto degli scarti, con il tempo si imparerà a riconoscere il peso delle porzioni senza ricorrere alla bilancia.

Ho elaborato un piano alimentare che permetta una scelta libera giornaliera, in base ai gusti, al tempo e alla reperibilità degli alimenti, fra le diverse pietanze proposte.

A tal proposito, rispettando le quantità suggerite, si potrà assumere la stessa percentuale di calorie associando fra loro cibi diversi di giorno in giorno.

Bisogna ricordare di alternare sempre fra pranzo e cena e fra un giorno e quello successivo gli spuntini, i secondi e i contorni suggeriti.

In tal modo, oltre ad evitare il noioso ripetersi quotidiano degli alimenti, eviteremo anche l'accumulo di sostanze a livello intestinale, cosa che alla lunga potrebbe portare allo sviluppo di reazioni avverse agli alimenti assunti troppo frequentemente.

È di primaria importanza considerare ogni alimento come una medicina, necessaria all'organismo nelle dosi e con i tempi consigliati. A tal proposito, bisogna ricordare che è fondamentale consumare la colazione entro un'ora dal risveglio, far trascorrere non più di 3- 4 ore fra un pasto e lo spuntino e fra quest'ultimo ed il pasto seguente.

Bisogna ricordarsi di consumare sempre gli spuntini e di non saltare mai da un pasto all'altro con 6-7 ore di digiuno! Ciò ci permetterà di mantenere costante la concentrazione di zuccheri nel sangue, evitando i picchi glicemici ed il conseguente aumento delle concentrazioni dell'ormone insulina, responsabili dello sviluppo del diabete alimentare.

Grazie a questo, inoltre, non si avvertirà più la sensazione di fame incontrollata e si arriverà al momento del pasto serenamente.

Si deve considerare la dieta come un mezzo per raggiungere non soltanto il peso forma, ma soprattutto un benessere psico-fisico che possa entrare in ogni momento della giornata grazie ai cambiamenti quotidiani che il nuovo stile alimentare apporterà al proprio corpo ed alla propria mente.

Alcune semplici regole comportamentali faciliteranno il raggiungimento dello scopo. Una buona e lenta masticazione consente di digerire ed assimilare meglio gli alimenti, raggiungendo anticipatamente il senso di sazietà. Il consumo di almeno 2 litri di acqua al giorno (preferibilmente lontano dai pasti) permetterà di raggiungere uno stato di idratazione ottimale, facilitando le funzioni intestinali, aumentando l'elasticità dei suoi tessuti, e ripristinando i valori ematici dei globuli rossi.

Di seguito alcuni consigli di alimentazione maschile per un soggetto in sovrappeso

<u>COLAZIONE</u>

➢ 190g latte di vacca scremato pastorizzato (1 tazza o 2 bicchieri) /oppure/ 220g bevanda a base di soia /oppure/ 180g yogurt bianco magro (1 vasetto e 3/4)

➢ 60g caffè della moka (1 tazzina)

➢ 40g biscotti Misura Fibrextra (dolcesenza) /oppure/ 40g oro Saiwa senza glutine (anche normali) /oppure/ 40g biscotti frollini buoni così Galbusera

<u>SPUNTINO</u>

➢ 20g mandorle /oppure/ 20g noci /oppure/ 20g cioccolato extra fondente 90% lindt

<u>PRANZO</u>

- 100g Jocca fiocchi di latte /oppure/ 160g Exquisa formaggio spalmabile proteico /oppure/ 100g Philadelphia active /oppure/ 80g fesa di tacchino /oppure/ 60g tonno Riomare filo d'olio /oppure/ 100 g di Hamburger di soia, o feta, o tofu
- 130g verdure o ortaggi
- 10g olio di oliva extravergine

Note: Usare 2/3g di sale iodato (qualsiasi marca). Usare i formaggi solo 1/2 volte a settimana.

<u>MERENDA</u>

- 20g mandorle /oppure/ 20g noci /oppure/ 20g cioccolato extra fondente 90% Lindt
- 1 mela

<u>CENA</u>

- 60g pasta di semola integrale /oppure/ 60g piadina integrale mulino bianco /oppure/ 60g misto di legumi secchi (o fagioli) /oppure/ 60g riso basmati /oppure/ 60g farro /oppure/ 100g pane integrale

➢ 100g Jocca fiocchi di latte /oppure/ 160g Exquisa formaggio spalmabile proteico o Philadeplhia benessere /oppure/ 150g petto di pollo o tacchino /oppure/ 150g fesa di tacchino /oppure/ 2 scatolette tonno Riomare filo d'olio

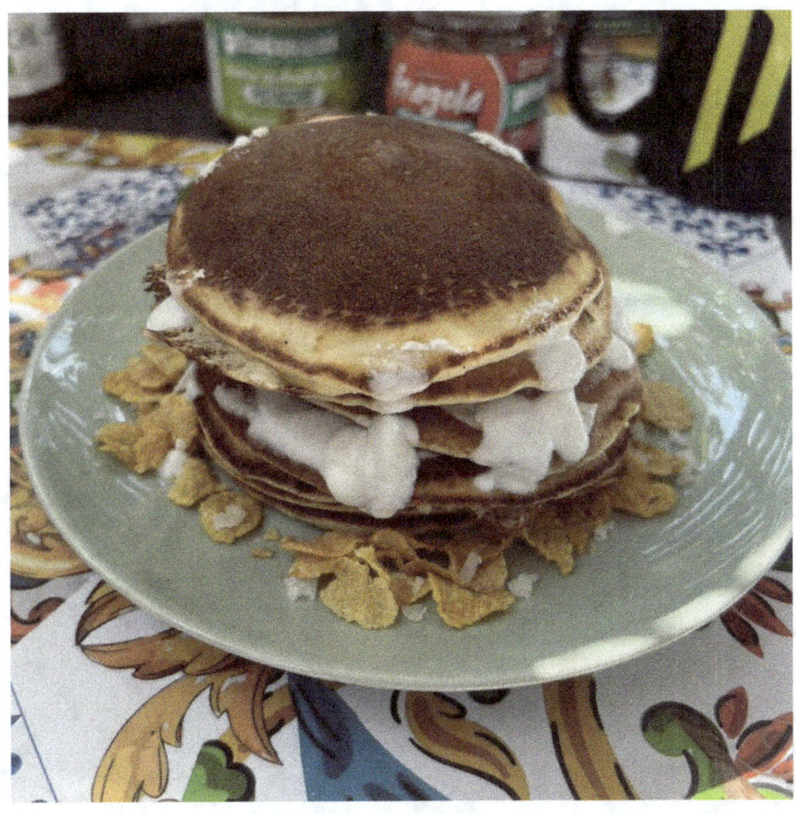

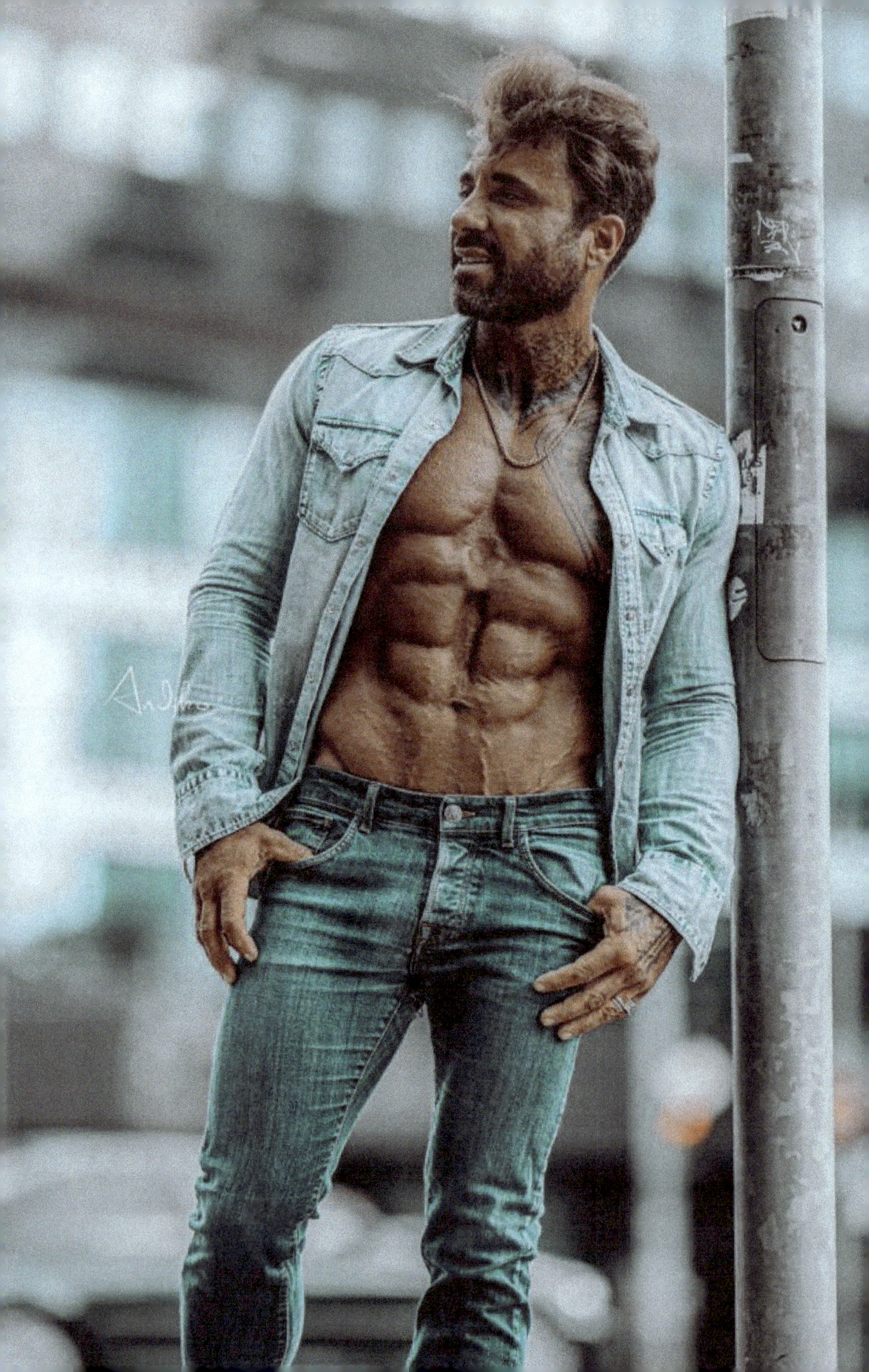

CAPITOLO 6:

CATARSI

Attraversare le nuvole è sempre un momento catartico, in grado di farti perdere in te stesso. E pensare che questa poteva essere la mia vita: attraversare le nuvole.

Dopo aver lasciato l'aeronautica non potevo sbagliare. Avevo rinunciato ad una certezza importante per buttarmi a capofitto in un'avventura piena di ostacoli, e senza una meta certa. Vendetti moto, mi feci prestare 5.000 euro da mia zia, e usai tutti i miei risparmi guadagnati facendo lezioni personal. Presi 1.800 metri quadri a Casalnuovo, nell'hinterland napoletano.

Fu un periodo molto stressante e denso di impegni e scadenze. Iniziavo a capire la pendenza della salita che avevo impostato alla mia vita. In quel periodo però avevo la fortuna di essermi ritrovato un padre presente e una fidanzata (mia moglie) affettuosa e premurosa. Tuttavia, i litigi non mancavano in quel periodo. I soldi, si sa, creano spesso apprensione, soprattutto quando sono pochi.

Mio padre e mia moglie mi suggerivano di metterli da parte, e pensare al futuro. Io però avevo il focus sulla visione d'insieme e non riuscivo a fargli vedere le cose dal mio punto di vista. Credevano sognassi ad occhi aperti, ma il mio sguardo era lì, fisso sull'orizzonte, pronto a dare forma ad un miraggio molto ben chiaro nella mia mente. Spesso ti consigliano la cosa più semplice, senza sapere che però poi ti porterà a conseguenze difficili da superare e a soddisfazioni che non ti appagheranno mai.

Io e mio padre lavorando giorno e notte per ristrutturare il locale, da cima a fondo. L'ho sentito molto vicino e gliene sarò per sempre grato.

Comprammo tutti attrezzi usati di seconda mano e impostai un luogo dove si respirava aria di novità e di futuro, dandogli una cosa che ai tempi non sapevo si chiamasse neanche così: una brand identity.

Ma la vera manovra di marketing geniale fu il pre-selling che applicai alle iscrizioni. In pratica convinsi le persone ad iscriversi prima dell'apertura per avere sconti e agevolazioni, pagando una parte in anticipo. Erano tutti convinti perché il marchio ispirava fiducia, non potevano sapere che in realtà la palestra aveva in quel momento a malapena le mura.

Con i soldi delle prevendite comprai i primi attrezzi e mano mano, la mia attenzione al cliente convinse quei pochi a fare il passaparola e così iniziai a creare una community. Il mio rapporto con i clienti non si fermava alla palestra ma era coltivato anche al di fuori. Andavamo a cena insieme, a ballare il sabato sera e ci incontravamo spesso a fine giornata lavorativa. Insomma, stavo creando la mia nuova famiglia.

Dopo poco, grazie ad un mio amico che lavorava in CityBank (poi fallita nel 2008), riuscì a creare una garanzia per le persone che volevano iscriversi pur non avendo reddito, una sorta di "finanziaria". Mi occupai di tutto il packaging, impostai un crono-programma fitto e ben dettagliato, con l'iscrizione fino al 28 agosto e l'apertura prevista per il mese di ottobre. In questo modo riuscivo a recuperare la liquidità che mi serviva in maniera precisa e costante.

Ai tempi non c'era ancora la comunicazione social e feci realizzare un flyer molto accattivante che iniziò a circolare in tutta la zona. Decisi di non promuovere l'attività puntando sul mio nome, mi serviva un brand che non ponesse distanza e nel quale tutti potessero riconoscersi. Dopo un po' lo trovai. Un nome che ispira lusso, successo e dal tocco internazionale: IMPERIAL.

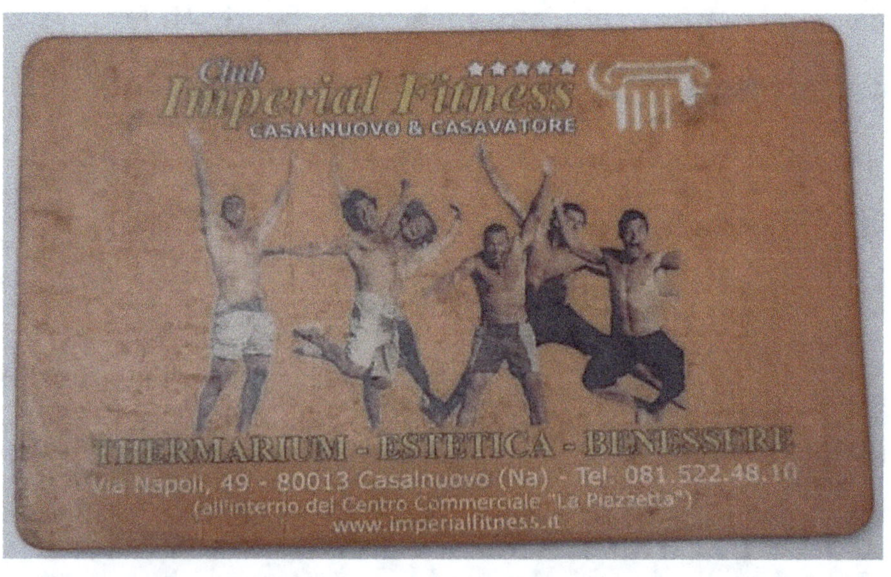

Spargevo la voce che si trattasse di un gruppo, una società solida, e ciò faceva fantasticare le persone che avevano enorme fiducia nel metodo. La maggior parte della mia clientela era giovane e spesso i ragazzi hanno la necessità di sentirsi parte di qualcosa. In pochi mesi la palestra divenne una comunità, un centro di ritrovo e aggregazione per tutto il territorio.

Da quel momento in avanti presi le forze e il coraggio per strutturare la mia vita. Mi sposai, comprai casa, ed ebbi i miei splendidi bambini.

Avevo intuito che il metodo funzionava e iniziai a progettare l'apertura di altri centri ma avevo bisogno di forza lavoro. Puntai su un vivaio di ragazzi con fame di riscatto. Li andavo a individuare non in famiglie facoltose ma in zone periferiche dove è difficile mantenere la retta via. Cercavo dei ragazzi che ricordassero il me di qualche anno prima.

Avevo anche bisogno di futuri soci per i nuovi centri fitness, persone fidate e dedite al lavoro e alla precisione.

Il primo fu mio cognato, con il quale prendemmo una struttura a Pomigliano D'Arco.

La mia visione stava iniziando a prendere forma sotto ai miei occhi e devo dire che anche la domanda del mercato iniziava a crescere. Così decisi di investire anche su prodotti come integratori e food light per dare alla mia comunità un servizio a 360 gradi. Come se non bastasse decisi che anche la mia passione per l'estetica doveva avere uno sfogo commerciale e allora aprimmo un parrucchiere, luogo ideale dove creare un passaparola relativo alle mie attività, in pratica divenne il mio networking center.

Nonostante la crescita esponenziale del mio business e i tempi rapidi che stava raggiungendo, sentivo ancora quel senso di fame e irrequietezza che ormai chi mi stava intorno aveva imparato ad intercettare anche solo con uno sguardo. Volevo di più. Sentivo che quella condizione non mi consentiva ancora di trovare il mio posto nel mondo.

Iniziai a documentarmi su come esportare un format all'estro e sulle potenzialità che il mio brand potesse raggiungere fuori dall'Italia. Giravo il Paese per convention e fiere di settore. A Bologna, dopo qualche mese, mi imbattei in un gruppo di imprenditori che presentavano il proprio progetto ad una convention. Il gruppo di chiamava e si chiama R.E.X. e adesso posso dire fieramente di farne parte. Ai tempi, rimasi affascinato dalla loro visione internazionale, e dalle esperienze concrete che i manager di grosse carene di fitness avevano avuto modo di raccontare durante quella convention. Viaggiai con corpo e mente per gli anni successivi e continuavo a chiedermi "quando potrò fare anche io questo passo? Quando potrò esportare il mio brand e dare finalmente concretezza alla mia esigenza?". Il mercato era ormai a vele spiegate, il fitness aveva coinvolto un target trasversale, eterogeneo e soprattutto molto reattivo. Era il momento di provarci.

Sentivo questa spinta di innovazione questa energia positiva che avevo imparato a catturare e metabolizzare.

Volevo rendere il mio target più variegato, puntare anche a una clientela più benestante, volevo allargare la mia community e restituire un senso di appartenenza a qualcosa di reale, concreto e alla moda. Feci corsi di marketing e applicai le nozioni apprese a strategie di guerrilla sparse per tutta la città. Iniziarono così a chiedere la mia consulenza anche celebrità dello spettacolo, della politica e dell'imprenditoria.

Ero convinto di avere un brand forte e una community fedele ma adesso dovevo dimostrarlo non più solo al mio territorio e ai miei clienti fidati, ma dovevo buttare lo sguardo ad un nuovo orizzonte, quello internazionale.

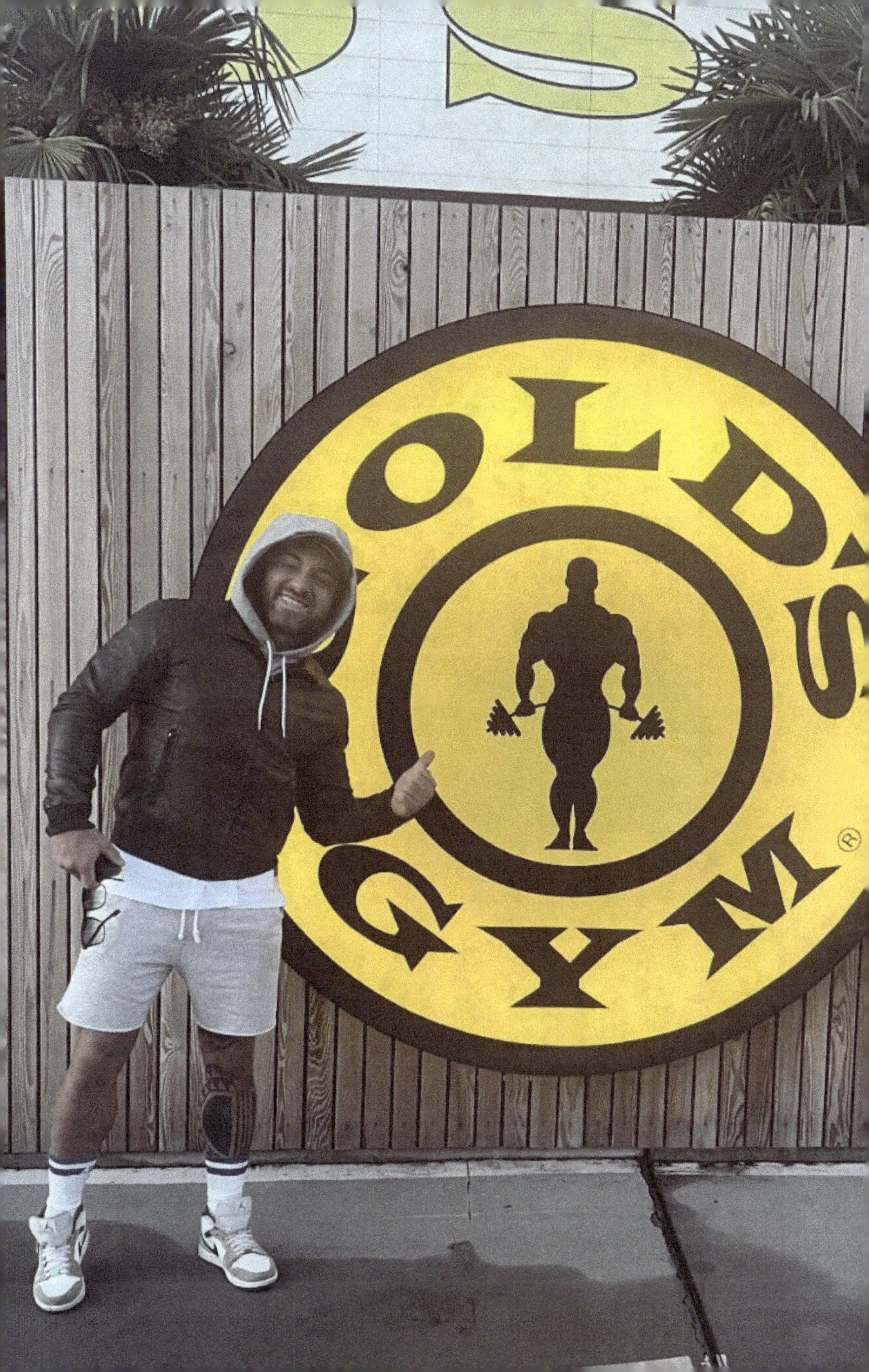
OLD'S
GYM
®

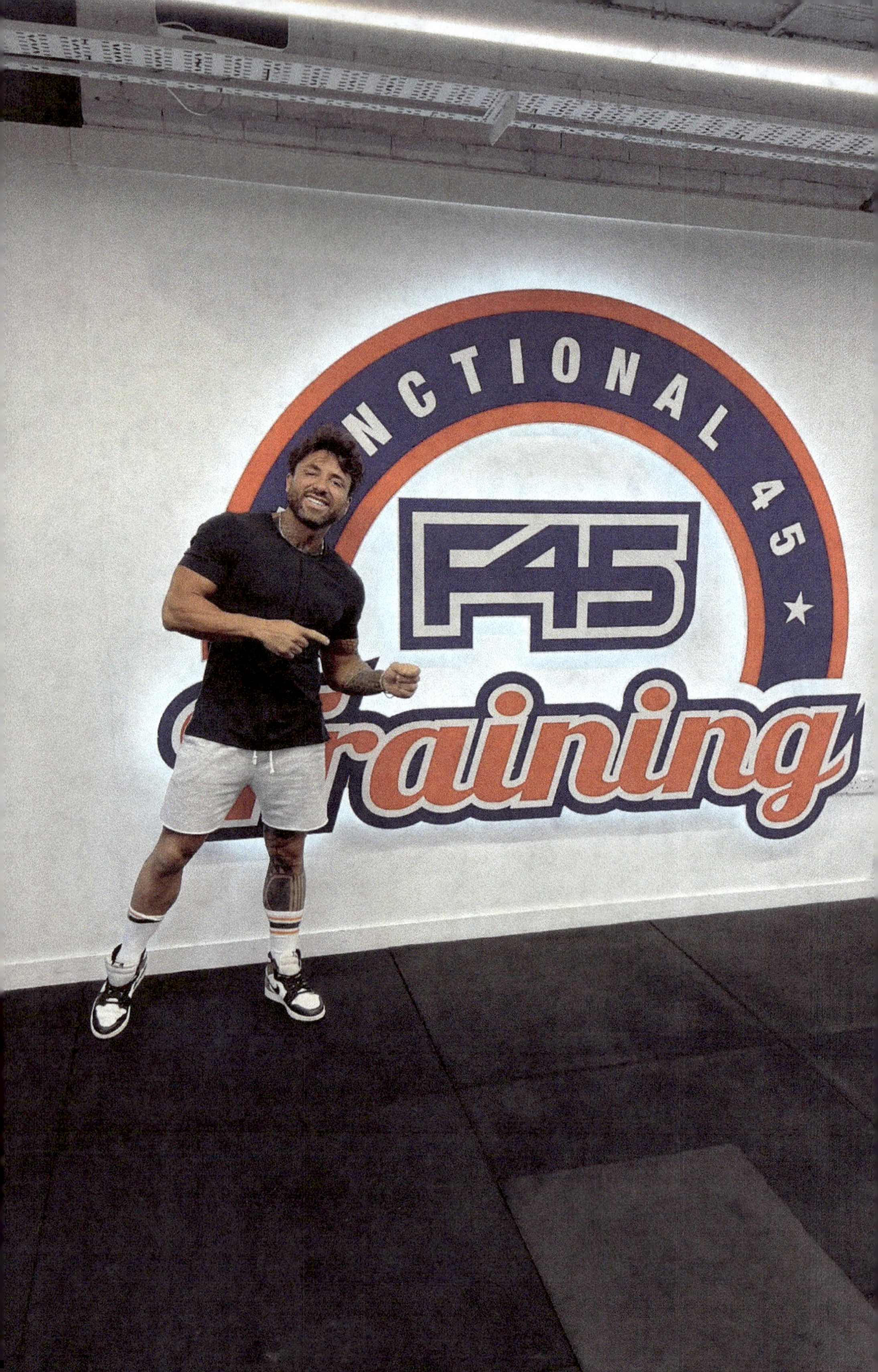
NCTIONAL 45
F45
Training

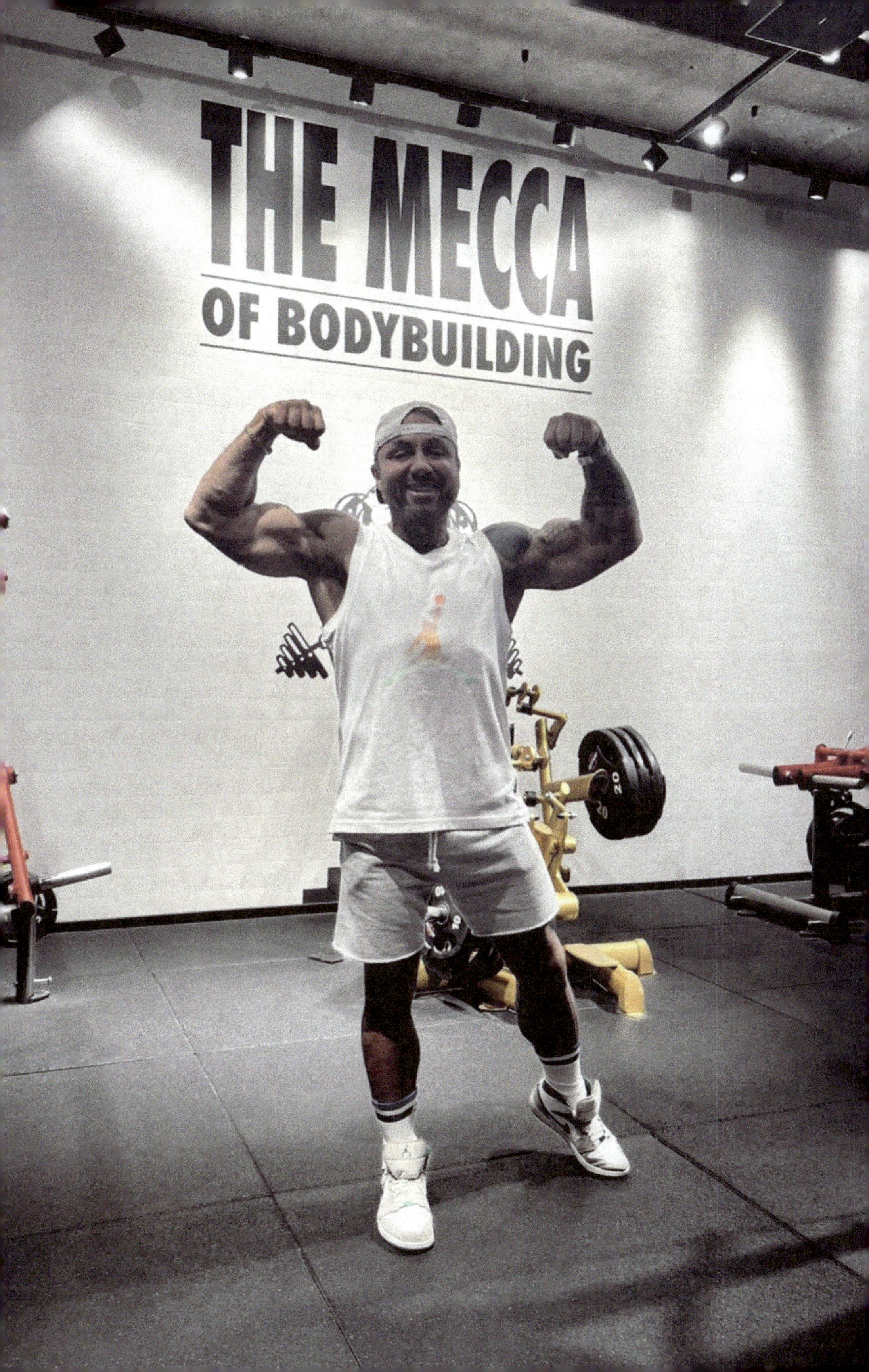

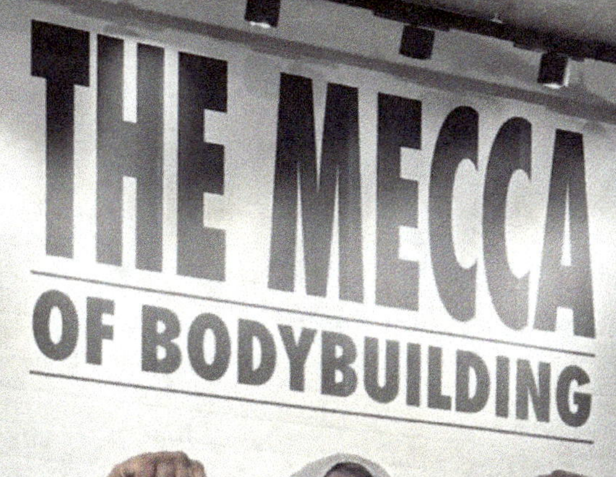

THE MECCA
OF BODYBUILDING

CAPITOLO 7:

RESPIRA (IV SÌ)

'aereo atterra senza ritardo a Nizza. Deciso di noleggiare un'auto. Percorro la Costa Azzurra in macchina guardando di tanto in tanto il paesaggio che si staglia al mio fianco. Erano circa le 12 e tra un'oretta avrei dovuto raggiungere Ruben che mi aspettava in un ristorante insieme ad una sua amica imprenditrice. Mentre guidavo iniziai a controllare la respirazione. Lo faccio sempre, soprattutto nei momenti importanti.

La respirazione è l'elemento fondamentale per gestire il nostro status mentale creando una relazione diretta tra la nostra anima, il nostro cervello e il corpo che abitiamo. Attraverso la corretta respirazione possiamo mantenere un equilibrio indispensabile per l'organismo.

La prima cosa che impariamo a fare appena nasciamo è respirare, una funzione involontaria. Tuttavia, la respirazione, pur essendo una funzione involontaria può essere controllata portando innumerevoli benefici a ogni parte della nostra essenza. Ad esempio, una corretta respirazione può conciliare il battito cardiaco, abbassare la soglia dello stesso, gestire ansie, paure. Il nostro cervello, infatti, lavora su due sistemi, quello simpatico e quello parasimpatico. Il primo condiziona e monitora paure e ansie, il secondo invece lavora sulle emozioni e sulle cariche energetiche positive.

Vi è mai capitato di sentire il consiglio "espira profondamente" quando una persona sembra visibilmente agitata e scossa? Bene, non c'è consiglio peggiore. Il segreto nei casi di maggiore stress o ansia è quello di buttare poca aria fuori e inspirare con il naso profondamente. Il concetto si basa sul fatto che il diaframma è tra i muscoli più forti del nostro corpo e sorregge la parte centrale di esso, per questo motivo il diaframma va sia contratto che rilassato, come il cuore. Spesso invece, tendiamo a tenerlo bloccato creando uno stato simile all'apnea che ci rende qualsiasi tipo di attività più faticosa.

Anche quando facciamo fitness o sport in generale, spesso ci si dimentica di controllare il respiro, infatti una pratica che consiglio sempre ai miei clienti è quella di affrontare le prime serie di esercizi senza carico per apportare due sostanziali benefici, ovvero il miglioramento della tecnica di esecuzione e appunto, il controllo della respirazione.

Nel mondo del body building classic, infatti, gli atleti impiegano circa mezz'ora del proprio allenamento al Vacuum - un esercizio di respirazione che porta l'addome all'indentro (retratto) provocando l'effetto della "pancia piatta" con il core disteso e non contratto generando una sorta di vuoto sull'addome e l'allargamento della gabbia toracica. Questo esercizio consente di avere gli addominali più reattivi facendoli incidere sulla conformazione fisica del *core*.

Questo esercizio oltre ad aiutare l'ottenimento di una pancia più tonica e piatta, porta anche ulteriori benefici tra cui lo smaltimento dello stress, il miglioramento della postura, l'ossigenazione maggiore di corpo e cervello, calma il sistema nervoso vegetativo (le funzioni automatiche dell'organismo quali ad esempio la digestione, la circolazione e ovviamente la respirazione), riduce la diastasi addominale, migliora la stabilità del corpo, aumenta la forza della cintura addominale stimolandone la peristalsi (quando mangiamo, il cibo viene spinto dalla cavità orale nell'esofago e da qui poi lungo l'intestino grazie alla contrazione della muscolatura del tratto gastrointestinale, queste contrazioni sono definite peristalsi).

Sfruttando respirazione e contrazione, questo esercizio attiva e rinforza il muscolo addominale-trasverso, la parte più profonda del muscolo addominale. Il trasverso è di fondamentale importanza in quanto porta i visceri in dentro e permette di avere una postura corretta e stabilità, la cosiddetta core stability, ovvero la stabilità del tronco.

Tuttavia, pur sembrando un esercizio semplice, ha bisogno di molta pratica per essere eseguito nella maniera corretta.

Di seguito sono elencati alcuni passi per eseguirlo correttamente.

- ✓ **Restare in piedi,** gambe leggermente piegate e divaricate alla stessa larghezza dalle spalle
- ✓ **Appoggiare le mani** su un tavolo o un piano di appoggio che sia all'altezza del bacino (oppure lasciare le braccia semplicemente lungo i fianchi)
- ✓ **Piegare il busto** un po' in avanti
- ✓ **Inspirare profondamente** fino a riempire i polmoni di aria
- ✓ **Buttare fuori tutta l'aria** facendola uscire prima dalla pancia e poi dai polmoni
- ✓ **Tirare l'addome in dentro** mentre si espira, come a voler avvicinare l'ombelico alla spina dorsale
- ✓ **Mantenere questa posizione** per almeno 5 secondi senza inspirare
- ✓ **Rilassarsi e respirare normalmente** per 1 o 2 minuti, quindi inspirare e ripetere l'esercizio

L'ideale sarebbe eseguirlo tutti i giorni per 5- 15 volte di fila. All'inizio mantenere la posizione per 5 secondi e poi aumentare progressivamente fino ad arrivare a 30 secondi facendo piccoli respiri.

Per iniziare consiglio però di eseguirlo con schiena a terra, mani appoggiate sulla pancia, inspirare gonfiando la pancia ed espirare risucchiando l'ombelico verso la spina dorsale. È tuttavia sconsigliato per chi ha ernia inguinale ed eseguirlo vicino ai pasti, perché potrebbe provocare un rigurgito. Altra pratica di respirazione che invece consiglio è quella dell'esercizio a stella che consiste nel divaricare le gambe con le punte dei piedi al di fuori delle spalle e la punta verso l'esterno. Alzare le braccia all'altezza delle spalle con il palmo della mano destra rivolto verso l'alto e quello della mano sinistra verso il basso. Eseguire lunghi e profondi respiri dalle narici facendo passare l'aria ai polmoni, dai polmoni alla pancia (contraendo il diaframma) e facendola fuoriuscire per la bocca. Questo esercizio crea una sorta di "riciclo d'aria" provocando scambi energetici con un ricambio di energia positiva. Va eseguita per circa due minuti appena svegli. La respirazione incide sul Mind Wellness (benessere mentale), portando benefici a livello energetico, come quando si finisce l'attività fisica, che si ha la sensazione di essere più felici e appagati in seguito al rilascio di dopamina. Lo stesso avviene dopo una session di controllo respiratorio attraverso uno di questi esercizi.

Bisogna però ad associare ad una corretta respirazione anche un controllato ciclo di riposo fisico e mentale. Quando non si riposa il respiro è più alterato, il sistema simpatico si alza (aumentando i livelli di ossitocina), incidendo sulla respirazione e aumentando lo stress, le paure e le ansie. Ai miei clienti, infatti, dico sempre che il riposo è altrettanto importante quanto l'allenamento e che bisogna analizzare le differenze sostanziali della propria mente e del proprio corpo quando ci si allena e quando si sta fermi. Le paure, le ansie e lo stress sono sintomi del nostro cervello che possono e devono essere controllate da noi e dalla nostra forza di volontà, soprattutto grazie alla respirazione.

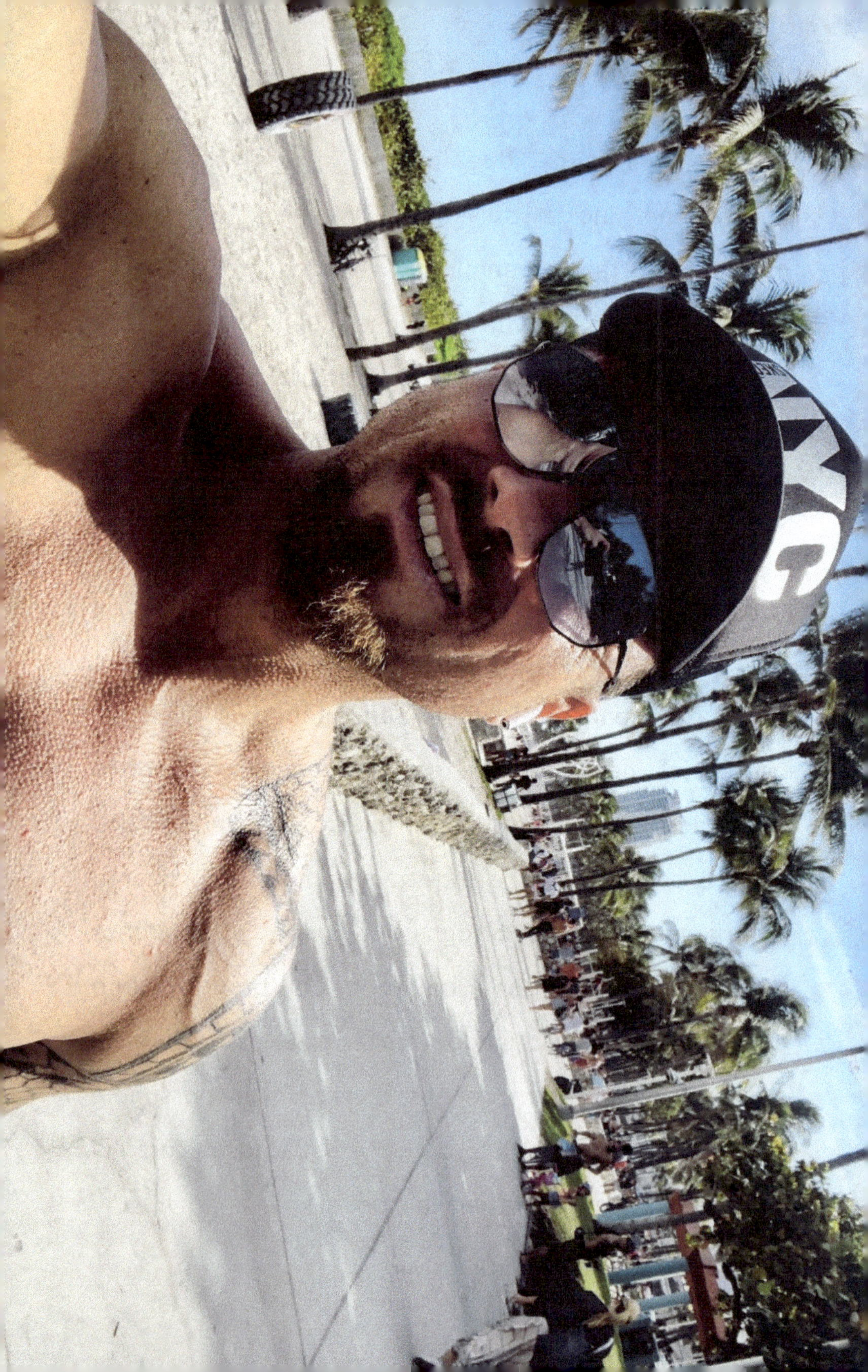

CAPITOLO 8:

ANDARE AVANTI

Arrivai nel centro del Principato di Monaco. Ruben mi aspettava in uno dei ristoranti più cool della città. Prima di entrare diedi uno sguardo al riflesso dei miei occhi nello specchietto. Erano decisi, fieri e pieni di ambizione.

Mi feci strada tra la folla di turisti che animavano l'ingresso e chiesi al Maître di accompagnarmi al tavolo.

La clientela era di altissimo profilo, proprio quella che cercavo di intercettare. Mi mescolavo bene tra loro nonostante la differente estrazione sociale. Avevo visto alcune facce che mi lanciarono degli sguardi incuriositi ma non mi feci scalfire e tenevo la mente concentrata e il respiro controllato.

Ruben era seduto ad un tavolo vicino la veranda, gesticolava con il sorriso sulle labbra mentre la sua ospite rideva. I due erano lì per discutere d'affari. L'ospite di

Ruben si chiamava Raylai ed era una bellissima donna tailandese e importante imprenditrice operante nel settore immobiliare. Il 99% degli immobili a Montecarlo passavano per lei. Ruben doveva chiudere dei contratti relativi a degli appalti per ampliare il suo pacchetto clienti. Raylai è sposata con un importante broker italiano, quindi, apprezza vivamente il nostro umorismo e il nostro fascino.

Quando arrivai al tavolo catturai la loro attenzione e mi scusai per averli interrotti, utilizzando il mio inglese maccheronico. Mi strinsi a Ruben con un forte abbraccio e mi presentai a Raylai potendone apprezzare l'intensità e la fierezza del suo sguardo.

Ruben mi aiutò a rompere subito il giacchio e dopo alcuni convenevoli molto piacevoli, introdusse a Raylai il motivo della mia presenza. Le spiegò che ero intenzionato ad aprire dei piccoli club esclusivi di fitness nel Principato di Monaco nel tentativo di aumentare il livello del mio target e aumentare il valore di produzione della mia azienda.

Mentre Ruben parlava il mio sguardo era fisso su quella donna nel tentativo di percepire la sua energia e capire se fosse intenzionata o meno e valutare se intervenire o meno.

Da sempre ho avuto questa capacità di empatizzare con le persone e ogni volta che ho dovuto nella mia vita raggiungere un obbiettivo, l'ho sempre prima pre-figurato nella mia mente come se già l'avessi raggiunto. Non visualizzo il risultato ma le conseguenze positive che potrebbe portarmi. Inizia a credere in questo progetto durante gli anni della pandemia, quando il settore era in forte crisi, nonostante fosse per me un periodo di crescita dovuta all'inizio della collaborazione con personaggi dello spettacolo come Raffaella Fico, Luciano Punzo, Fabiola Cimminella e Fabrizia Santarelli che ringrazio particolarmente perché è stata la persona che mi ha spinto a raccontare la mia storia in queste pagine.

In quel periodo avevo la responsabilità di costruire e custodire l'immagine di personalità che fanno della cura del proprio corpo un'arma per la loro carriera. Fu allo stesso tempo un onore e una responsabilità che elevarono il mio status professionale.

In quel ristorante a Nizza ripercorsi in pochi secondi quel viaggio fatto con la mia mente dal momento in cui avevo figurato l'obbiettivo a quello in cui Raylai mi guardava negli occhi incredula e allo stesso tempo convinta di aver conosciuto una persona valida.

Mi chiese di preparare un business plan con un ROI - ritorno di investimento per poter portare il progetto ad un importante gruppo di investimento francese che avrebbe potuto credere in me. Lei avrebbe fatto da tramite, garantendo sulla mia reputazione e affidabilità.

Ogni cambiamento porta dei pro e dei contro e nonostante la mia indole positivista, devo ammettere che quella volta analizzai non solo le opportunità ma anche le minacce di quell'obbiettivo.

È come quando si vince al Superenalotto. Si, è vero, diventi ricco senza sforzo, ma allo stesso tempo rischi di allontanarti dai veri valori della vita, cadendo spesso nei vizi e dando importanza alle cose meramente materiali. Anche il raggiungimento di obbiettivi fisici ed estetici ha delle controindicazioni che si possono ripercuotere anche nei rapporti con gli altri, specialmente in quelli di colpa. Si rischia di aumentare il proprio egocentrismo e generare una mancanza di fiducia indiretta nel partner. Ciò avviene anche in affari, e in quel caso con tutta l'umiltà ammisi di aver bisogno di ancora un po' di tempo per strutturare al meglio il progetto e ripresentarmi una volta che fosse perfetto e inattaccabile. Raylai apprezzò molto la mia onestà intellettuale e il mio modo cortese di dirle le cose.

Ci salutammo con la promessa di rivederci al più presto e mi trattenni con Ruben che, da grande amico, mi consigliò subito un'agenzia di Milano specializzata in avviamento di startup e in grado di produrre un business plan perfetto. Mi guardavo intorno e vedevo che il progetto prendeva forma, sotto ai miei occhi e che, la scelta della Costa Azzurra come nuovo bacino di utenza si era rivelata perfetta per le mie esigenze.

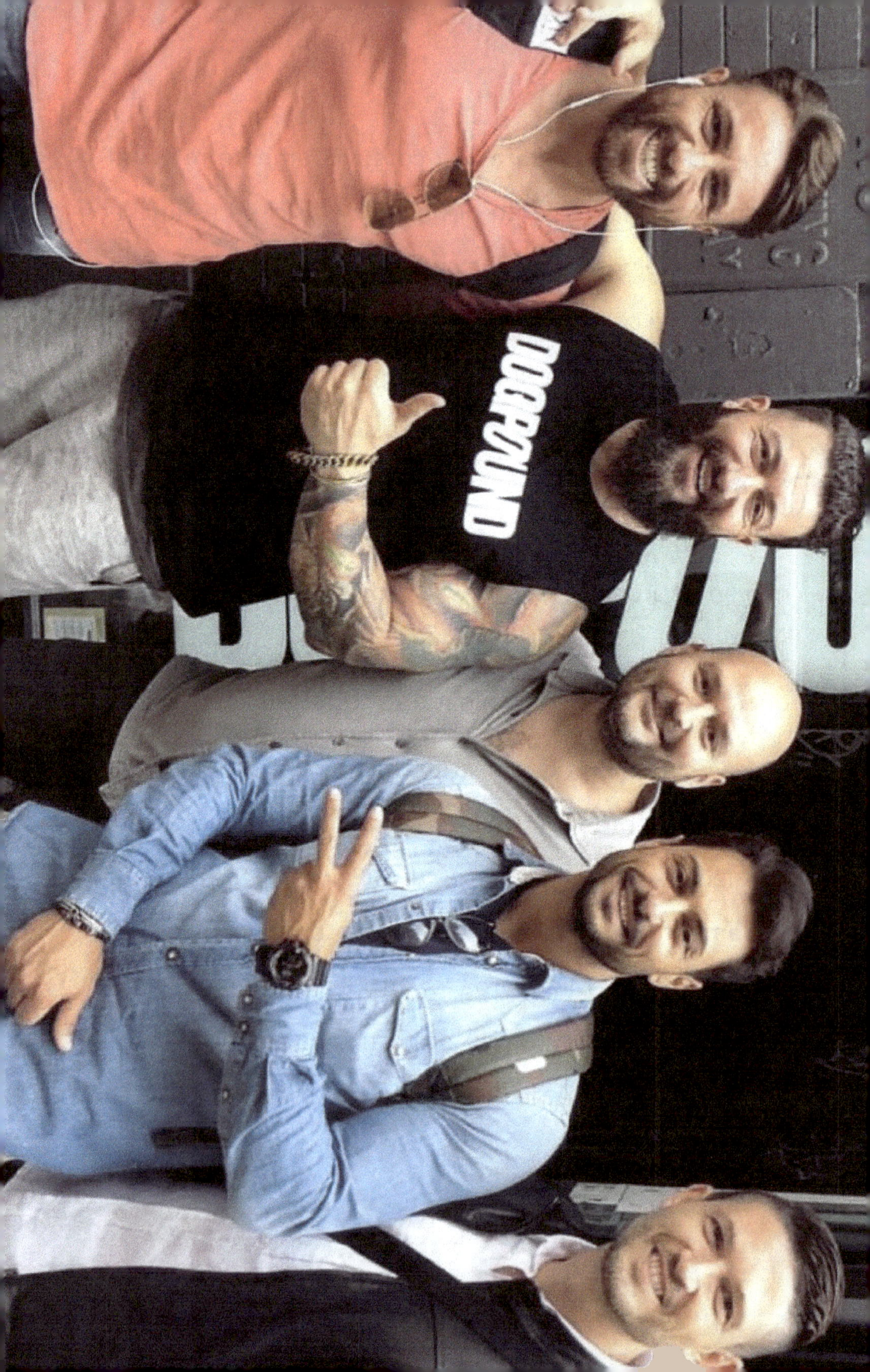

CAPITOLO 9:
SOGNA E REALIZZA (V SÌ)

Una volta da bambino, mentre leggevo una rivista, mi balzò agli occhi una citazione emblematica, una frase nella quale mi riconobbi subito, sin dal primo momento: "se puoi sognarlo, puoi realizzarlo". Avevo circa dieci anni e come ogni bambino degli anni '80 ero follemente innamorato dei cartoni animati della Disney. Quella frase era proprio del mitico Walt, fondatore dell'impero dell'animazione.

Ai tempi non avevo ancora messo a fuoco quale sarebbe stato il mio sogno più grande ma, in cuor mio, sapevo di avere tutte la determinazione, la costanza e la passione per poter realizzare qualsiasi cosa avessi voluto da grande.

Sono sempre stato un sognatore, mi capitava di farlo anche ad occhi aperti, venivo infatti spesso deriso dai miei amici "Suonn, suona Marì". Non mi dava fastidio più di tanto perché i miei non erano sogni ma focalizzazione di obbiettivi. Piccoli obbiettivi giornalieri, settimanali, mensili e a lungo raggio.

Alcuni zii avevano paura che io soffrissi della sindrome di Pollyanna: la tendenza a ricordare oggetti ed eventi piacevoli più dettagliatamente di quelli spiacevoli. Mi piacerebbe approfondire questo aspetto in questa sede perché credo che spesso la poca percezione ed empatia con quello che ci succede intorno possa interagire con il nostro corpo e con la nostra mente più di quanto possiamo pensare.

Il reagire positivamente agli eventi avversi della vita, pensare che tutto possa andare per il verso giusto, credere in una benevolenza universale possono diventare sintomi di una disfunzione psicologica, dovuta ad una distorsione della realtà circostante. Come sempre il punto di vista corretto da assumere sta nel mezzo. Per parlare di benessere e salute sia fisica che mentale, bisogna provare emozioni sia positive che negative senza lasciar prevalere troppo nessuna delle due. Le sconfitte, i dolori, dovranno essere metabolizzati, riconosciuti ed elaborati. Non si possono controllare sempre le emozioni, per evitare il rischio di reprimerle. Per questo motivo, se non si accoglie un'emozione spiacevole, non si accoglie una parte di sé. Rifiutando un momento che invece necessita di giuste attenzioni per poterlo superare e che potrebbe avere una conseguenza anche positiva indice di cambiamento e insegnamento.

Con il tempo questa sindrome potrebbe portare ad una carente capacità di risoluzione dei problemi, e una forte incapacità nel gestire situazioni con un carico emotivo elevato.

L'ottimismo, i sogni anche, andrebbero gestiti con una connotazione funzionale ed equilibrata, attraverso un percorso emotivo fatto di step calibrati e precisi. L'ottimismo eccessivo può sopprimere aspetti fondamentali della vita, che sono invece fondamentali da elaborare. Altro rischio che si corre è quello di adagiarsi su un obbiettivo raggiunto con la speranza che i prossimi arriveranno per rendita. Un po' come a scuola quando si prende un buon voto a inizio anno e si spera di andare avanti grazie a quello.

Ultimamente mi è capitato di fermarmi ad analizzare un'immagine a prima vista banale, come l'esultanza di una squadra di calcio dopo la vittoria di una coppa. Se prendete la foto ufficiale della vittoria del Manchester City nell'ultima Champions League potrete vedere tutti i giocatori con un enorme sorriso stampato sul volto. Esultanza più che giusta e meritata. Tutti felici di aver raggiunto un obbiettivo importante dopo anni di sacrifici. Tutti contenti e soddisfatti, tutti, tranne il Mister Per Guardiola che, nella foto, mostra ancora uno sguarda determinato e affamato, pronto per il raggiungimento del suo prossimo obbiettivo.

Sebbene abbia imparato a gioire dopo un importante risultato e ad apprezzare i benefici del riposo e del godimento fisico e mentale, mi sono sempre detto che il vero vincente è uno che non si accontenta e che, nonostante i successi, punta sempre ad un miglioramento di sé.

Il rapporto con i nostri sogni dipende molto anche dalle persone che ci circondano. Io, ad esempio, non ho mai avuto accanto a me persone che mi spingessero a sognare in grande. Un po' per estrazione sociale, un po' per eccessivo pragmatismo ma sin da bambino, la mia famiglia non mi ha mai spinto a sognare in grande, spingendomi sempre di più verso obbiettivi "semplici", apparentemente più alla mia portata. Tuttavia, le sfide semplici non mi hanno mai stimolato e nonostante oggi possa dire di essere all'80% del mio grado di soddisfazione, sento ancora di avere obbiettivi importanti da realizzare. Il rischio è quello di rimanere fossilizzati in un sogno e di perdere quello che si è costruito per l'eccessiva voglia di concretizzarlo.

Crescendo, da ragazzino, anche i miei amici mi spingevano a stare con i piedi per terra e quando si è giovani non si ha tutta questa sicurezza dei propri mezzi e capitava spesso che dopo un confronto con loro mi sentissi destabilizzato e mettessi in dubbio le mie ambizioni. Ma con l'esperienza e le prime delusioni ho capito che l'importante non è vincere ma trovare la forza di rialzarsi e così ho fatto, giorno dopo giorno, provando a dare alle persone a me care e, soprattutto, a me stesso, la versione migliore di me.

Ho sempre avuto una fretta inspiegabile di vedere materializzarsi le mie idee e questo, spesso, è stato un atteggiamento controproducente. Bisogna prendersi il giusto tempo, perché più grande è l'ambizione, già grande sarà la fatica e le fatica richieste tempo per essere sopportata senza gravi conseguenze. Il primo sogno di aprire una palestra tutta mia è stato il più difficile da realizzare perché nonostante gli enormi sacrifici non avevo un esempio concreto di come sarebbe potuta andare quest'avventura, un salto nel vuoto che avrebbe potuto compromettere tutto. Ho avuto poi la fortuna di avere intorno a me in quel momento persone molto diverse che, chi in un modo e chi in un altro, hanno sempre dato il loro punto di vista sincero che, in qualche maniera, sebbene diverso dal mio, ha avuto la capacità di mettere in discussione le mie idee.

La conseguenza è stata quella di destrutturare e ricostruire il mio punto di vista, facendolo diventare paradossalmente più solido quando poi veniva messo in discussione. Il confronto, se costruttivo, può portare anche ad uno scontro capace di distruggere tutto. Ma se tutto si distrugge vuol dire che le basi non erano solide e che probabilmente il mio sogno non si sarebbe mai potuto realizzare. Mettersi in discussione, sempre, anche quando la strada più facile è lì aperta davanti ai nostri occhi.

Con l'età i sogni hanno iniziato a manifestarsi in maniera sempre più concreta e veloce. Il mio prossimo obbiettivo prevede una successiva crescita nel mio ambito grazie all'apertura di boutique del fitness. Poco tempo fa, con la mia cliente e amica Raffaella Fico, abbiamo messo a punto un progetto di business, per il quale adesso mi trovo qui, e oggi mi rendo conto che c'è ancora tanto lavoro da fare e per la prima volta sono spaventato. Quello che mi fa paura non è l'intensità del lavoro ma le conseguenze che quest'impegno possa avere sulle persone a me vicine. Ho paura di allontanarmi dalla mia famiglia di non dedicarle il tempo necessario. Quando lavoro faccio di tutto per raggiungere il mio obbiettivo, rischiando di destabilizzare quello che ho costruito fino ad ora. Le persone che mi circondano mi spingono ad accontentarmi di quello che ho, che non è poco, ma a me non basta.

Sognare può essere anche pericoloso. Non posso comandare la vita degli altri e le conseguenze che i miei comportamenti possano generare sul loro umore e sulle loro decisioni. Bisogna anche essere pronti ad accettare il futuro così come viene e reagire in modo equilibrato e considerando quante più variabili possibili. È importante saper adottare più punti di vista e provare a mettersi nei panni degli altri per empatizzare con il loro stato d'animo. Non voglio rimanere un sognatore ma il sogno ha il potere di mantenermi giovane.

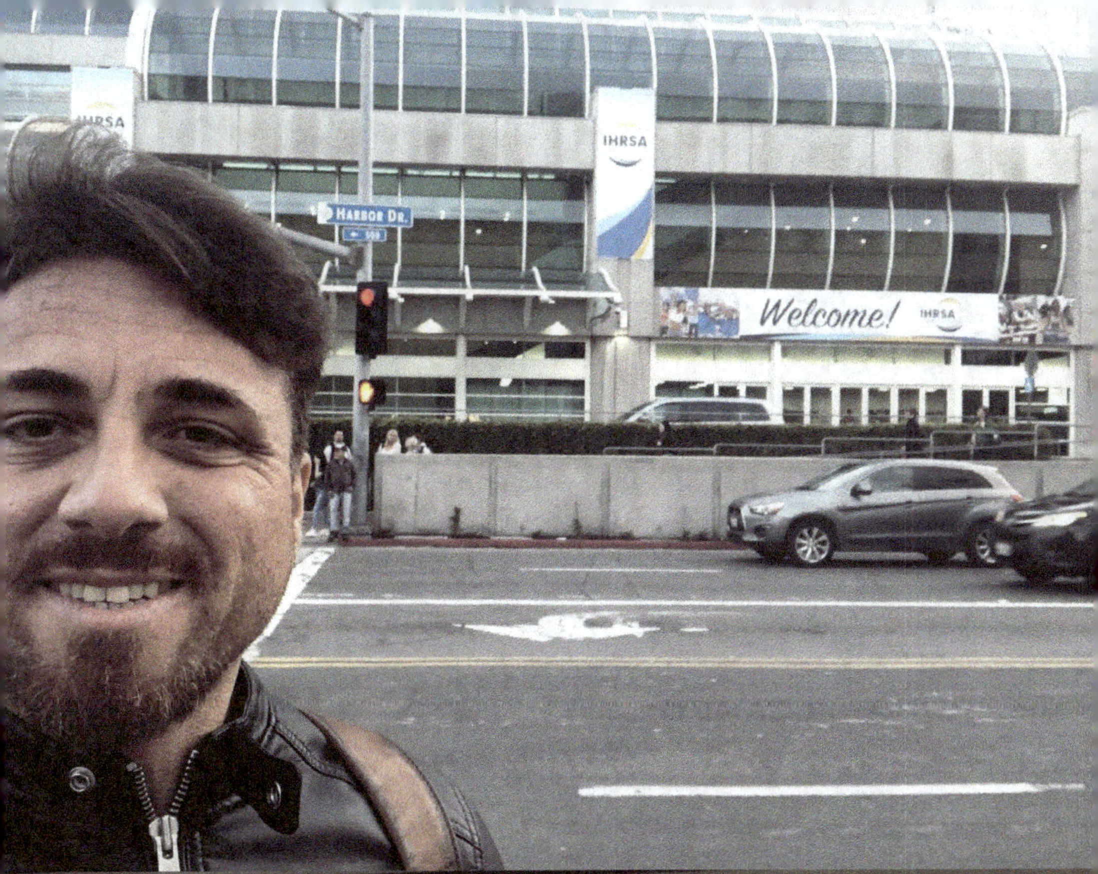

IHRSA
Harbor Dr.
Welcome!
IHRSA
Google Digital Garage 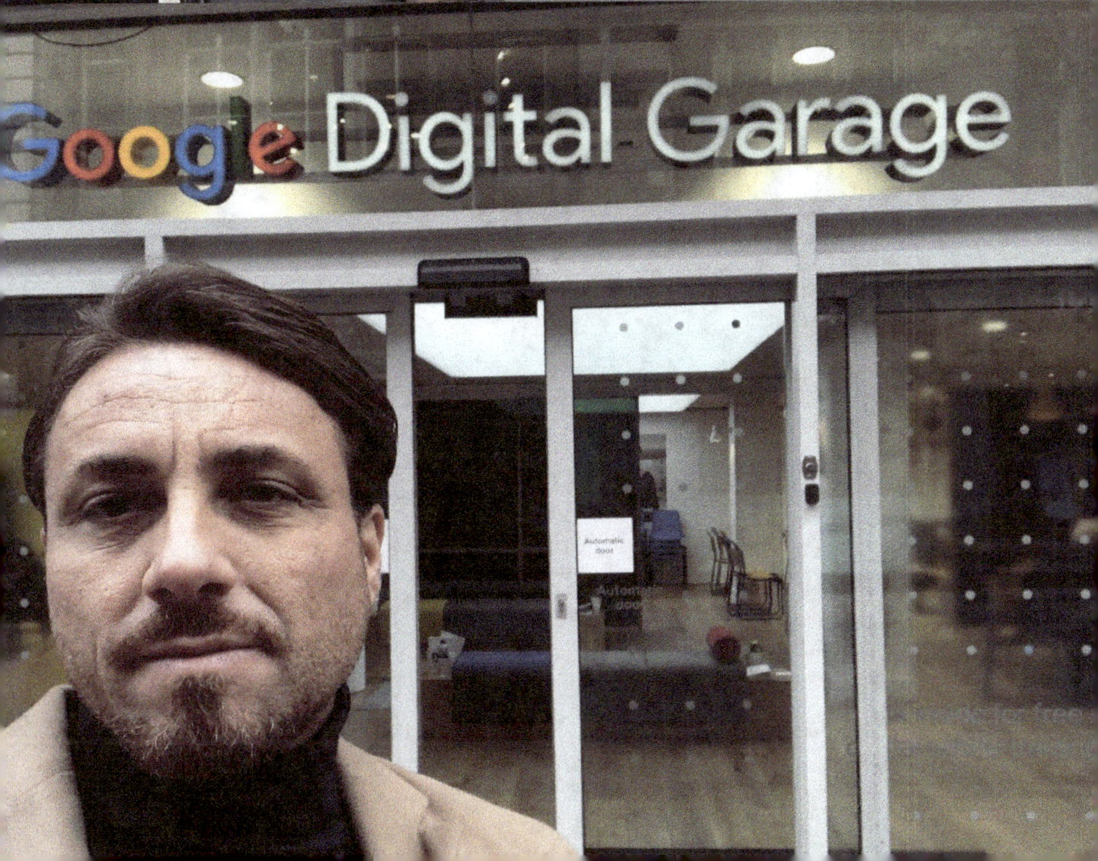
Automatic Door

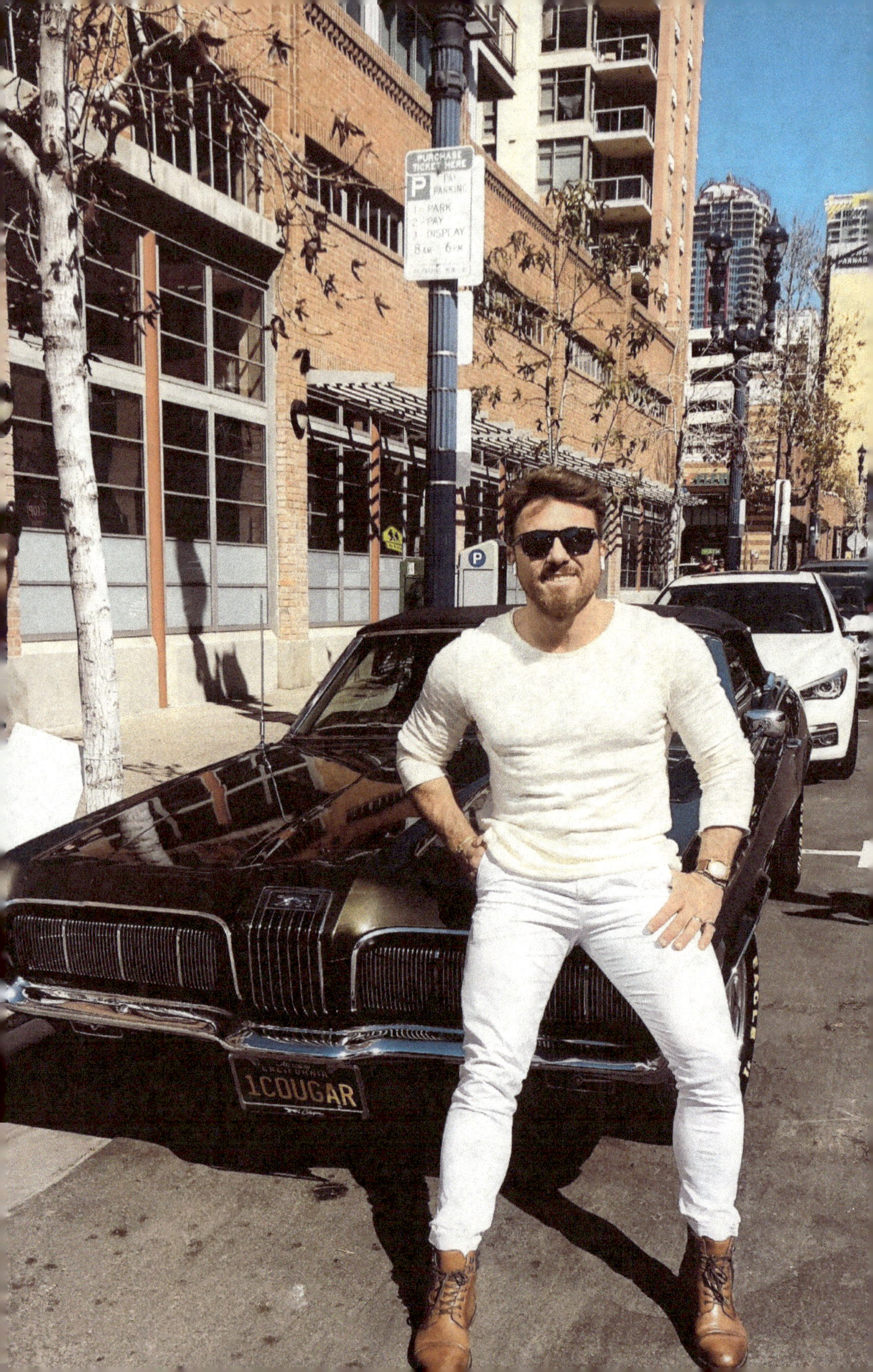

PURCHASE TICKET HERE
P PAY PARKING
1. PARK
2. PAY
3. DISPLAY
8 AM - 6 PM
1COUGAR
CALIFORNIA

CAPITOLO 10:

È TUTTO VERO

Arrivo all'aeroporto per rientrare a Napoli. Quest'esperienza tanto breve è stata estremamente intensa e gratificante: ho capito il mio livello e quello che potrei ancora raggiungere.

La mia idea è valida ma va strutturata nel dettaglio. Queste boutique del fitness devono avere un target specifico: le donne.

Centri polifunzionali dai duecento ai cinquecento metri quadrati con varie sale per diverse tipologie di allenamento, metabolico, glutei, olistico, reformer, pole dance. Voglio ricreare un ambiente accogliente e futuristico, dove poter trascorrere anche del tempo oltre la sessione di allenamento. Bar forniti di ogni tipo di prodotto fit, centro per co-working, sale per monitorare l'allenamento, parrucchiere, box labbra per filler, spogliatoi extralusso con asciugamani al mentolo, attrezzi personalizzati e soprattutto, tanto buonumore.

L'idea è quello di strutturare la catena non in modalità franchising ma con un modello di business tutto mio che mi consenta di dare fiducia alle persone che ne fanno parte senza però perderne il controllo di gestione.

Dovrò fare ancora tanto lavoro tra sito, logo, comunicazione, merchandising ma ora ho capito che ho le spalle abbastanza larghe per poter reggere il peso di questa mia ambizione. Voglio aprirne 12 contemporaneamente.

Questa sfida avrà sicuramente delle conseguenze ma sono pronto ad affrontarle, e dovrò essere all'altezza delle mie aspettative, ancora per una volta.

Bisogna potersi proiettare nella posizione in cui si vorrebbe essere e fare tutti gli sforzi possibili per assumerla. Non immaginatevi nel momento della vittoria ma nel momento in cui starete nella situazione più difficile; siate pronti ad affrontare quel dolore, quel sacrificio e quell'impegno, perché sarà in quell'istante che capirete se potrete farcela o meno.

Non abbiate paura di fallire perché anche le sconfitte fanno parte della crescita, e siate sempre avidi di vitalità, amate ciò che fate e date il massimo perché le forse saranno meno con il passare del tempo. Non aspettate che qualcuno o qualcosa arrivi in vostro aiuto, rimboccatevi le maniche e contate solo sulle vostre forze, così, quando incontrerete qualcuno che crede in voi sarete pronti ad accoglierlo senza però riporci troppe speranze. Siate sognatori ma siate concreti, perché è tutto vero, il vostro dolore, la vostra ambizione, la vostra fame e anche il vostro sogno.

Mentre l'aereo si stacca da terra ripasso tra me e me le parole che dovrò usare per spiegare a mia moglie cosa intendo realizzare nel prossimo anno. Se provo a mettermi nei suoi panni, ogni parola mi sembra errata e ogni frase priva di senso. Conosco il suo carattere e la amo per questo, ma so anche che spesso il mio modo di fare può provocarle ansie difficili da gestire e questa volta vorrei essere in grado di darle anche un supporto per aiutarla a darmi forza. Vorrei aiutarla ad aiutarmi.

La mia famiglia è una priorità e come padre e marito ho una serie di responsabilità a cui non posso venire meno. Se i miei sogni sono veri e importanti, loro lo sono anche di più.

Mi ripeto: "equilibrio Raffè, ci vuole equilibrio".

Dovrò saper dedicare il giusto tempo a tutto, cercando di non far sentire la mia mancanza alle persone intorno a me.

Quest'obbiettivo mi porterà via tanto tempo e allora dovrò dare maggiore qualità al tempo trascorso insieme alla mia famiglia.

A volte mi capita di pensare a come sarebbe stata la mia vita se non avessi deciso di seguire la mia passione. Probabilmente avrei avuto più serenità, ma non sarei diventato la persona che sono. Forse meglio? Forse peggio? Non è importante. Di sicuro non avrei avuto la forza di crescere così tanto e di migliorarmi giorno per giorno. Sarei stato probabilmente più stanco e sarei invecchiato prima.

Da quando sono padre ho meno paura di invecchiare, vedo i miei figli e proietto su di loro tutte le mie energie emotive e le mie speranze. Ho paura però che quello che faccio non è mai abbastanza e che forse meritino qualcosa di meglio, un padre migliore. Questo senso di incompiutezza credo che me lo porterò dietro per tutta la vita ma non so fino a quanto quest'aspetto possa essere considerato positivo e quanto negativo. Da un lato mi fornisce la spinta per fare sempre meglio ma dall'altro mi costringe a non essere mai pienamente soddisfatto. Poi li guardo e vedo il loro sorriso solo per un semplice abbraccio e mi rendo conto che le cose importanti nella vita sono altre: l'amore, il rispetto, la fiducia, la speranza.

Spero per loro una serenità che io purtroppo non ho avuto alla loro età e mi adopererò per dare il meglio di me, attraverso l'esempio e il dialogo.

CONCLUSIONI E RINGRAZIAMENTI

Siamo giunti alla fine di questo breve viaggio all'interno della mia vita. Poche pagine ma spero ricche di spunti per chi avrà la voglia di leggerlo fino in fondo.

La vita è fatta sempre di nuove sfide e sta a noi decidere quanta forza dedicare e quanto tempo impiegare per superarle. Mi piace pensare ad una frase che una volta ho sentito dentro un film: "il passato è storia, il futuro è mistero, ma l'oggi è un dono e per questo si chiama presente". Voglio sfruttare questo dono fino in fondo e imparare a godermi di più le piccole cose senza l'ansia di dover per forza fare meglio. Potremmo avere la macchina migliore del mondo in garage ma se non abbiamo idea di dove andare non ci servirà a niente. Potremmo avere al polso l'orologio dei nostri sogni ma se non sappiamo godere del tempo che abbiamo non ci sarà utile. Potremmo avere la possibilità di curare e prenderci cura del nostro corpo con le cure più sofisticate ma niente ci garantirà la salute e dobbiamo imparare a salvaguardarla giorno dopo giorno.

Non posso negare che il futuro mi spaventa ma, grazie soprattutto alla mia famiglia, lo vivo con meno ansia rispetto a prima. Non è detto che vedere un futuro "nero" sia necessariamente qualcosa di negativo. Il buio non deve spaventarci ma deve darci la spinta per trovare la luce in noi stessi perché purtroppo e per fortuna, non possiamo avere il controllo su quello che è al di fuori di noi. Dobbiamo giocarci le carte che abbiamo a disposizione nella maniera più consapevole possibile e lasciando quando meno possibile spazio al caso che, in ogni modo, avrà sempre il sopravvento su di noi, che ci piaccia o meno.

Essere "visionari" non vuol dire avere l'ossessione per il futuro ma saper approfittare del presente per dare concretezza a quello che vediamo in proiezione. I dettagli arriveranno strada facendo. Ci sono centinaia di aziende con business plan perfetti che però poi falliscono per piccole variabili che all'inizio avevano dato per scontate. Non ho mai creduto ai "per sempre" ma ho sempre amato la parola "ora", che è quello che possiamo controllare e su cui possiamo fare affidamento. Ma l'ora è molto breve e vale la pena dare il meglio di noi stessi ogni volta che possiamo.

Spero che queste pagine possano essere state utili a qualcuno e che il mio modo di vedere il mondo possa aver in qualche maniera ispirato a fare meglio.

Ora è arrivato il momento dei ringraziamenti e inizio a ringraziare voi lettori, per il tempo che mi avete dedicato.

Vorrei ringraziare la mia famiglia, per avermi insegnato il significato della parola "amore".

Vorrei ringraziare Ruben, il mio caro amico. Per la sua amicizia, disponibilità e fiducia.

Vorrei ringraziare Raffaella, per la sua amicizia, la sua determinazione e il suo buon cuore.

Vorrei ringraziare Fabrizia, per avermi spinto a gettare nero su bianco queste parole.

Vorrei ringraziare i miei soci, per la loro onestà e il loro punto di vista.

E infine, vorrei ringraziare la mia testardaggine, senza la quale non sarei riuscito a realizzare tutto questo.

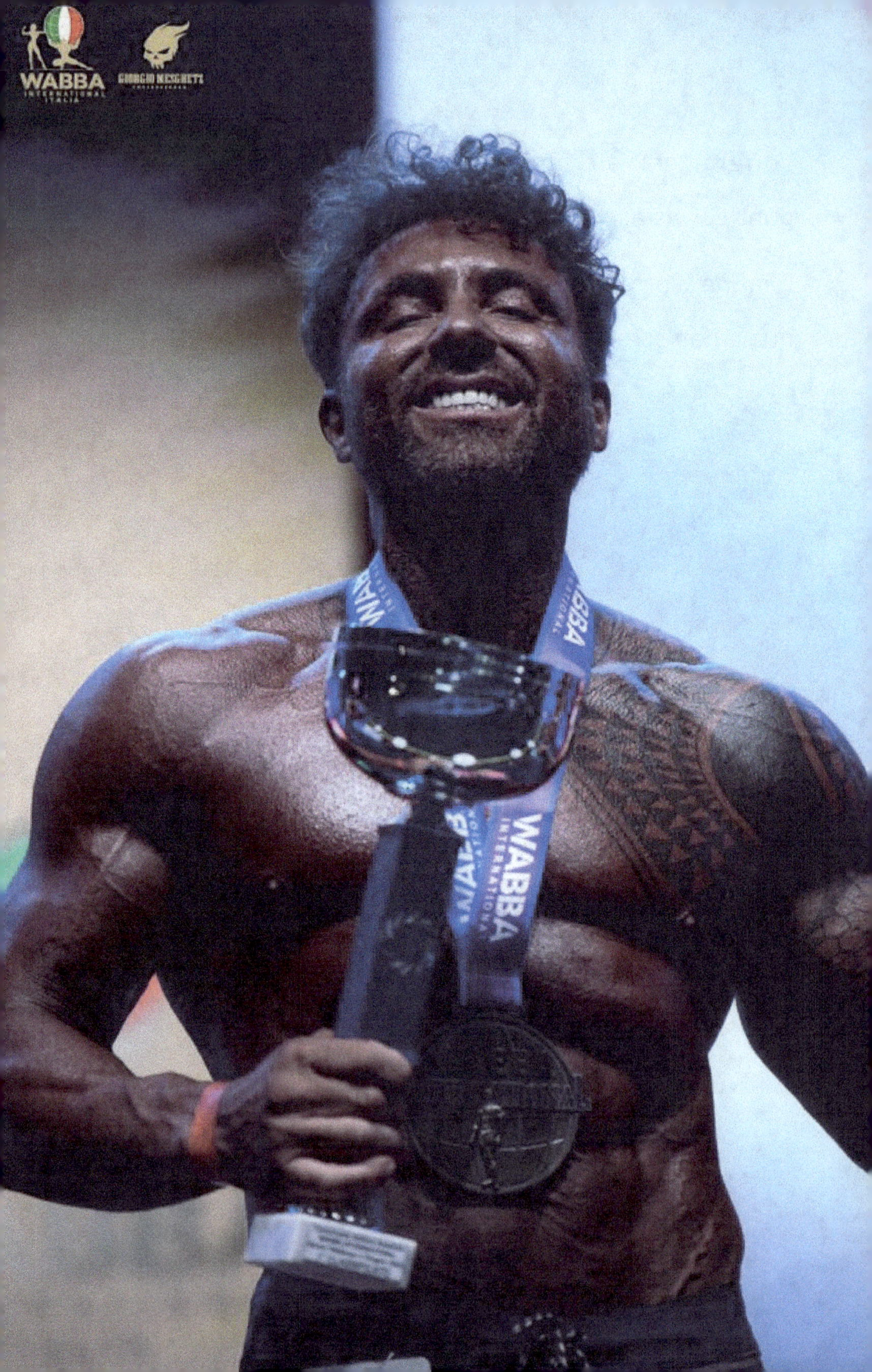

WABBA
INTERNATIONAL
ITALIA
GIORGIO NESGHETI

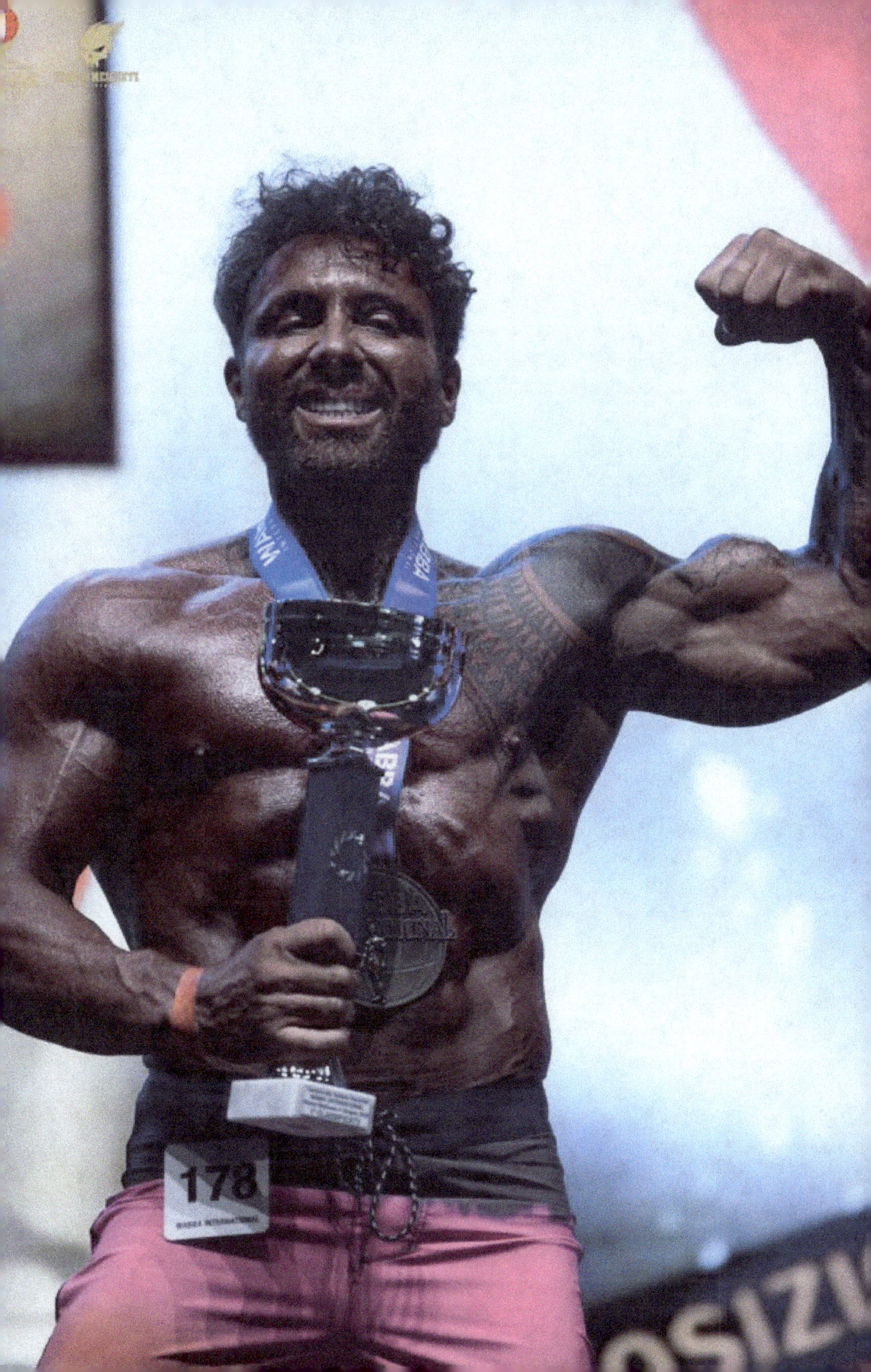